地域における
多機能型精神科診療所
実践マニュアル

乳幼児から成人までの地域包括ケアシステムを目指して

oshima masahiro
大嶋正浩

金剛出版

まえがき

　私は精神科医（児童）になり35年になります。医師になりすぐに，今後精神的に混乱する人が増え，メンタルの問題は蔓延するだろうと予測できました。ただ，そのスピードは，予測をはるかに超えており，加えて新たな疾患の出現やここまでの家庭や地域の崩壊は予想できませんでした。ましてや，精神科クリニックが駅ごとにあるという風景など想像すらできませんでした。私はというと，本能というか直感的に地域の崩壊を止めなくては，傷ついたこの子たちにとって優しい地域にしなくてはと思い，ただひたすら突き進んできました。

　私にとって，診断をすることは苦痛を伴う，億劫なことです。単なる診断名をつけることより「どういう歴史でどう苦労してきたのかな，どんなところが困っているのかな，どうして今のような生き方を選んだのかな」など，思いをはせることが診断であり診療だと思っています。しかしながら，そのような主張は，世間的にはわかりにくいようです。ところが，地域での支援を考えると，そういう見方のほうが，その人の生活と関わっていく上で有効だと思われます。

　診療について考えてみましょう。日常場面で人と出会ったときに，一言でその人を言い表すことは難しいと思います。いろいろなイメージがその人にくっついて頭の中をぐるぐる回って，どんな人なのかなと思いながらも相手に嫌な気持ちを抱かせないように会話を進め，少しずつその人を理解していくというのが一般的ではないでしょうか。診療場面では，日常の出会いとは違うスピードを要求されるという制約があります。気遣いながらも，ずけずけ質問し，1，2回でおおよその見立てをするということが常です。

　発症するまでには長い経過があります。周りの人とつながることに失敗した苦しみ，失敗したり叱責されたりして著しく低下した自己肯定感，孤立感や被害感，一念発起して頑張ってつぶれてしまう等を重ねて経験し，その経過で発症しています。薬で寛解に至ったとしても，これらはすべてその人の人生に多かれ少なかれ影を落とします。これを外来診療，入院治療だけでサポートできるのでしょうか。その人の生活を支えない限り，いずれまた再発し混乱するか，収縮的（あきらめひっそりと）に生きて再び医療にかかわらないように気を付ける，という生き方になってしまうのではないでしょうか。われわれは「おぎゃー」と生まれてからのその人の人生を，ともに生きなおす，デザインしなおすということが必要であると考えています。当然，医療，福祉，地域，行政，すべての援助が必要になります。本人からみれば，医療も福祉も区別はありません。どう自分の人生にかかわってくるか，役に立つのか，付き合えるのかというところでしょう。そうすると，よりその人の人生そのものに寄り添おうと思ったときの選択肢として多機能型精神科診療所という形態が浮かび上がってきます。あくまで，結果として福祉と医療の垣根の低い連続性を持った支援を私は選ぶことになったのです。多機能型にはさまざまなあり方があります。ここで例を示す当院の例だけではありませんが，患者のために多面的に支援を構築するうちに，それが多機能型につながっていったということが，さまざま

例で共通している所だと思われます。それらのことを少しでも皮膚感覚をもって伝えられたら幸せだと思い本書を上梓いたします。少しでも，皆様の参考になれば幸いです。

2016 年 11 月　編著者

目次

まえがき 3

第1章 多機能型精神科診療所 11

- Ⅰ 多機能型精神科診療所をたとえると 11
- Ⅱ 多機能型精神科診療所の概念 12
- Ⅲ 多機能型精神科診療所の基本パーツとしてのデイケア等，およびその拡がり 13
- Ⅳ 多機能型精神科診療所を作ったら楽(ラク)になります 13
- Ⅴ どうして，福祉と医療を区別するのでしょう 13
- Ⅵ 多機能型精神科診療所ってやっぱり医療機関？ 13
- Ⅶ チームでみていく多機能型精神科診療所 14
- Ⅷ 多機能型精神科診療所に最も必要なものについて 14
- 最後に『なぜ多機能型精神科診療所になるのか』をまとめてみます 14

第2章 浜松での多機能型精神科診療所展開の概要 17

- Ⅰ 多機能型精神科診療所の基盤，そして展開へ 17
- Ⅱ 現在の多機能型精神科診療所に至る変遷のダイジェスト 20
- Ⅲ 現在の多機能型精神科診療所としての形態 22

第3章 崩壊しつつある地域 29

- Ⅰ 妊娠期・乳児期・幼児期 29
- Ⅱ 児童期・学童期 35
- Ⅲ 高校中退・ニート・ひきこもり 40
- Ⅳ 家庭の崩壊 43
- Ⅴ 地域の崩壊と多機能型精神科診療所 45

第4章 多機能型精神科診療所の胎動期 47

- Ⅰ 最初から多機能型を考えていたわけではなく…… 47
- Ⅱ 当初，地域との関係はどう作っていったのか 47
- Ⅲ 地域との精神保健福祉の連携は…… 48

第5章 多機能型精神科診療所の模索期（平成10年から19年）の概観 49

- Ⅰ 主に福祉部門 49
- Ⅱ 主に医療部門 53

第6章　多機能型精神科診療所の展開期　57
　　Ⅰ　行政との連携　57
　　Ⅱ　発達障がい，および児童思春期の行政との連携　58
　　Ⅲ　NPO の展開　60
　　Ⅳ　多彩な機能を持つことによりさまざまな外部機関との連携が拡がる　61
　　Ⅴ　さまざまな勉強会，研究会　62

第7章　地域支援における研修会や NPO 法人等の役割　65
　　Ⅰ　支援者のつながり～支援者サポートシステム　65
　　Ⅱ　3つの NPO　68

第8章　当法人の考える治療とは　75
　　Ⅰ　病気や障がいの捉え方からみる地域精神保健福祉の意義　75
　　Ⅱ　入院の意味，福祉施設入所の意味　78
　　Ⅲ　人の理解と支援のポイント　79
　　Ⅳ　心理療法　85

第9章　療育部門　95

第10章　デイケア部門　127

第11章　就労支援部門　145

第12章　訪問支援部門　167

第13章　親なき後を見据えた関わりについて　179

第14章　地域生活者としてのメンバーとスタッフについて　187

あとがき　199

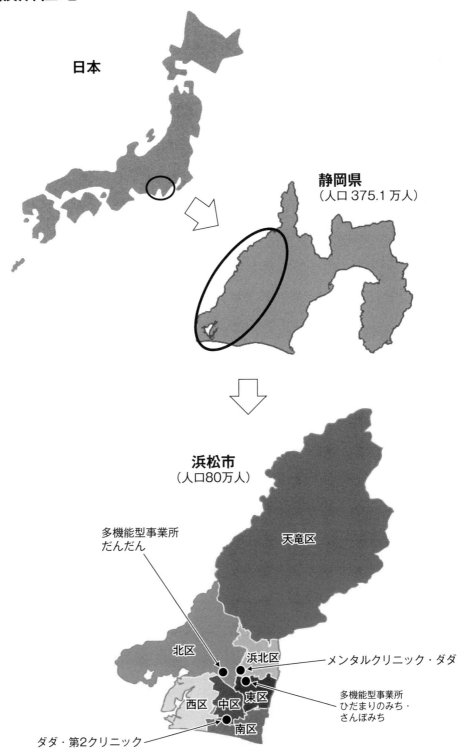

医療法人社団 至空会 全体像

医療

メンタルクリニック・ダダ / ダダ第2クリニック

- 外来診療（児童思春期） …… 75
- カウンセリング …… 85
- 遊戯療法
- 幼児療育グループ …… 95
- 訪問看護 …… 167
- デイケア・ナイトケア・ショートケア …… 127
  - ひまわり …… 134
  - いろり …… 137
  - マスカット …… 119
  - 第2デイケア …… 131

福祉

多機能型事業所だんだん

- 就労移行支援 …… 153
- 就労継続支援B型 …… 153
- 宿泊型自立訓練 …… 179
- 自立訓練（生活訓練） …… 179
- 生活介護

- 短期入所（ショートステイ） …… 183
- 地域活動支援センター …… 181
- 相談支援センター（計画相談、地域移行、地域定着） …… 167

多機能型事業所ひだまりのみち・さんぽみち

ひだまりのみち
- 就労移行支援 …… 153
- 就労継続支援B型 …… 153
- 自立訓練（生活訓練） …… 179

さんぽみち
- 児童発達支援 …… 112
- 放課後等デイサービス …… 123
- 保育所等訪問支援 …… 114

グループホーム …… 187
- ぐるぐる
- ぷりんはうす
- ぶれす
- あくあ

受託事業
- 障害者就業・生活支援センターだんだん …… 145
- 浜松市障害者就労支援センターふらっと …… 145
- 浜松市障害者相談支援事業所 …… 169

地域における
多機能型精神科診療所実践マニュアル
乳幼児から成人までの地域包括ケアシステムを目指して

第1章
多機能型精神科診療所

　多機能型精神科診療所という概念は，歩み始めたばかりです。皆，多機能型精神科診療所という概念のもとに展開していたのではなく，地域の必要に応えて活動していくうちに規模が拡がりいわゆる今日多機能型と言われるような形になっていったという経過をたどっています。自然発生的ともいえます。

　近年，多機能型精神科診療所の研究会が発足しましたが，全国からさまざまな形態の多機能型診療所が参加し活動報告をしました。どこも共通しているのは，地域の精神保健福祉に責任を持ち，さまざまな機能（医療的にも福祉的にも）があり，地域の精神保健福祉，つまり地域の人が困ったときに安心して相談し有効な対応がなされる形である，ということです。今後は，現在の形に加えて，より理念や目的をはっきりさせ，戦略的に展開していくことが課題となります。その一助となればと思い，この本を執筆いたします。イメージしやすく，わかりやすい，身近なものとなるようにと考えております。

I　多機能型精神科診療所をたとえると

　わかりやすく言えば，地元に根付いたスーパーか，田舎のデパートみたいなものでしょう。こんなこと聞いていいのかしら？とためらわれるような，また話しても話に花が咲かないような大きいスーパーと違い，地域に密着したスーパーやよろず屋の延長のようなデパートと言っていいと思います。いろいろ尋ねやすく，何となくほっとします。いろいろなニーズに対応してくれますし，対応が遅くても待ってもいいかという気になります。地元の情報も満載です。多機能型の診療所を訪れれば，スタッフたちはなんとかしようといろいろ対応します。自分たちでできなければ，豊富なネットワークを駆使して知り合いのところを紹介したり頼んだりします。

Ⅱ 多機能型精神科診療所の概念

必須条件
1. 精神科外来診療の実施
2. 精神科デイケア等の通所サービスの実施
3. 訪問看護および訪問診療もしくは往診の実施
4. 24時間電話対応(今後の予定も含む)
5. コメディカルによる相談支援活動
6. 職員ミーティングが,週一回以上定期的に行われている

図1-1 多機能型精神科診療所の条件Ⅰ

推奨項目(以下の2項目以上)
1. 複数医師(非常勤含む)の勤務
2. 在宅療養支援診療所の実施
3. 軽い緊急時の避難に用いる入院施設,もしくはグループホームがある
4. 自立支援事業所との密接な連携
5. 訪問看護ステーションとの密接な連携
6. 相談支援事業所との密接な連携
7. 精神科ナイトケアの実施
8. 医療観察法の指定通院医療機関の指定を受けている
9. 就労支援活動の実施
10. 包括的個別担当者(ケースマネージャー)がいる

「密接な連携」とは:医療法人等で直接運営しているか,実施団体の運営に何らかの形(役員等)で関わっている場合を言う

図1-2 多機能型精神科診療所の条件Ⅱ

※引用:「多機能型精神科診療所による地域づくり チームアプローチによる包括的ケアシステム」
窪田彰編著,金剛出版,2016

窪田氏の提唱する定義を図1-1,図1-2に示しました。窪田氏も「24時間の電話対応は必須項目とするのは難しいかもしれないが,これから必要である」として,項目を立ててあるとのことです。つまり,医療と福祉が連携しさまざまな状況や時間帯に対応できる社会資源であるということでしょう。

Ⅲ 多機能型精神科診療所の基本パーツとしてのデイケア等,およびその拡がり

　デイケア,ナイトケア,デイナイトケアは,それぞれ6時間,4時間,10時間の院内での集団活動になります(内容は第10章を参照してください)。診療所が地域と関わるときのインターフェースになります。集団療法,仲間づくり,生活スキル向上,就労練習,余暇支援,自己理解・病気理解の援助等地域と連動しながら活発に運営できるツールです。そこから,より自立に向かうと就労移行支援,就労継続支援等の必要が生じますし,地域での生活を安心して送れるよう地域活動支援センターや訪問等の支援を行うことになります。そのように,地域生活を援助していると,それに付随してさまざまなことが必要だと感じるようになり,地域の実情に合わせて広がったのが,現在の多機能型精神科診療所でしょう。

Ⅳ 多機能型精神科診療所を作ったら楽(ラク)になります

　何が楽(ラク)なのでしょう? 利用者(患者)がさまざまな人とスムーズにつながっていくことができるシステムだからです。医師としても,いろいろな選択肢を考えられますし,スタッフも視野が拡り援助のメニュー提示の種類が多くなります。その結果,利用者が楽しく社会適応でき,いい生き方ができれば,医師をはじめスタッフにとってはこんな楽しいことはありません。医師が乏しいメニューの中から提案することになると,その提案が縛りとなり,利用者にも限界設定を強いることになります。それはとても苦しいことですから,いろいろな機能を持つことができると,こんなに楽(ラク)なことはないのです。

Ⅴ どうして,福祉と医療を区別するのでしょう

　私は,精神保健においては医療と福祉の区別は必要ないと思います。患者,利用者から見れば,ですが。お互いの不十分さを言い募っても利用者にとって利益はありません。どっちも必要なのですから。お互いが垣根なく活動することで,できる限り,皆が地域でつながりながら生活できるに越したことはありません。入院というシステムを持たない多機能型(医療も福祉もごった煮)精神科診療所は最適だと思いませんか。

Ⅵ 多機能型精神科診療所ってやっぱり医療機関?

　医療機関でも福祉機関でもいいのです。そういうレッテル議論は終わりにしたいと思います。もっと利用者の利益を基に考えるとわかりやすいと思います。いろいろな手を使って,利用者を地域で診ていこうと奮闘したときの一つの形が多機能型でした。
　① 利用者に合わせて選択肢をいかに多く提供できるか

② 利用者が不適応を減らし，より豊かに生活するための地域づくりをどこまでがんばっているか
③ 危機介入，危機に対する予防等をしっかり考えているか
④ チームとして，ヒエラルキーに縛られず平らな関係を持って活動できているか
⑤ 予防，早期介入，地域生活援助，地域の精神保健福祉の充実等さまざまな局面での関わりが拡がっているか

　医療機関も福祉機関も上記のような切り口で，振り返っていただいたらいいと思います。方法はいろいろあるでしょう。多機能型は，一つの有効な形だと思います。

Ⅶ　チームでみていく多機能型精神科診療所

　もちろん，当法人も当初は医師がチームリーダーでした。しかし，だんだんスタッフが育っていくと，地域の相談，訪問にはAさんが一家言あり多くの経験も多問題家庭と付き合うコツも，民生委員の方とタッグを組む実績も持ってきました。皆，彼に相談しますし，全体を視野に入れての活動ができます。就労ならBさん，Cさん，先頭で方向性を示すのが得意なDさん，等々さまざまな人材が育ちました。

　最も大事ことは，スタッフ皆が目の前の利用者に責任といろいろな思いを持ち，しっかりと発言していくことです。若手，新人が自分なりに考え動くという癖をつけるまでが大変です。そうなると，皆のさまざまな特徴が融合し，チームは豊かで深いものになっていきます。職種や年齢にとらわれず，目標を意識できる自由なチームが一番パワフルです。

Ⅷ　多機能型精神科診療所に最も必要なものについて

　トップがいて動くチームというより，理念や方向性がしっかりしていて動くチームが，個々のチーム成員の能力を発揮できるチームであり，多機能型に最も必要なものだと思います。理念というと重く感じる方もいるかもしれませんが，想いと言い換えても同じです。どういう地域にしたいか，人としての生き方をどう考えているかが大事になります。当法人の理念をこの本で表していきますが，読者それぞれの理念があっていいのです。22年間運営してわかったことですが，組織を維持していくのは，スタッフ同志の人間関係だけではなく，皆が同意できる理念のあることが大切なのです。

最後に『なぜ多機能型精神科診療所になるのか』をまとめてみます

① 精神科は他の身体を対象とした科と違い，生活の支援や生活環境の整備そのものが治療の根幹である場合が多い。にもかかわらず，そこへの医療の支援制度は不十分です。
② 精神科でその人の人生を扱うとき，さまざまなスタッフがそのモデルになります。スタッ

フそのものが治療のための素材です。そうすると，スタッフ同士の良好なコミュニケーションが必要です。そのためには，同じ組織にいろいろな人材を置いたり部門を作ったりする必要性が出てきます。
③ よりいい人材，よりパフォーマンスの高い援助組織を考えると，まず自分たちで作っていく，ことが選択肢の一つとして挙がってきます。
④ 地域のネットワークが必要なのはもちろんですが，より密なネットワークは同一組織の中で作ることが効率的です。同一組織であることのネガティブファクターを消すことができれば，患者に対して深い理解としっかりした連続性を持った援助をすることができます。
⑤ 同一組織の中にいろいろなサービスがあるということは，スタッフの養成上とても大きな意味を持ちます。さまざまな援助のイメージをスタッフ自身がリアルに実感できます。
⑥ スタッフにとっても，仕事の選択肢が増え，さまざまな援助体験を連続性が保障された中でできます。

こんなに利点がある多機能型精神科診療所ですが，その実現には障がいも想像されます。
① 経営が大丈夫か，経済的に成り立つか不安
② いい人材が集まるか
③ 人事管理が大変ではないか
④ 自分の目の届く範囲を超えることへの恐れ
⑤ 永続性をどう保障するか

　これらのことを，われわれの実践を通して読者の方に判断していただければと思います。また，多機能型というのは，形が一つではありません。そこがとても面白いところだと思います。展開の仕方により，さまざまな多機能があるでしょう。皆さんが，自分だったらこうしたい，と思いながら読んでいただければ幸いです。
　各論は，スタッフが分担して執筆しています。それぞれの想いをこめていますので，いろいろ感想や意見を持っていただければと思います。

（医師　大嶋正浩）

第2章
浜松での多機能型精神科診療所展開の概要

　本書では，当院の多機能型精神科診療所としての実践をもとに，今までの展開の軌跡と，制度の利用方法やその実践に伴って起こりうる問題等を具体的に提示していきます。この後の章では，3期（胎動期，模索期，展開期）に分けて，次第に支援の拡がる様子や地域に浸透していく流れを示します。その後，部門ごとの展開を示します。本章ではプロローグとして当法人至空会の概要や理念を示し，また現在の状態を提示します。

I　多機能型精神科診療所の基盤，そして展開へ

1　多機能型精神科診療所においては理念が組織をまとめる

　平成5年にクリニックを開院し，22年間，継続してきた結論ですが，理念が最もスタッフ間の崩れを防ぎます。大勢のスタッフをかかえるようになると，法人の中で連携を図ることが難しいと同時に，最も必要なことになります。その輪が崩れるとすぐにばらばらになります。お互いが近い関係だけに，お互いの違いに焦点を当ててしまうとバラバラになってしまいます。

　製造会社のように，一つの製品づくりを目標にする，利益追求を目標とするなどのように，わかりやすく気持ちを一つにするものがあればスタッフの結束も図りやすいでしょう。しかし，精神科診療所にはそんなわかりやすい目標はありません。患者の幸せと言っても，地域で生活できるようにと言っても，スタッフの持つイメージはそれぞれに異なります。

　平成5年5月に開院したのですが，もともと共同経営者の竹内氏（元養護学校副校長）から，児童思春期のどんな人の相談にも乗れるクリニックというコンセプトを求められ，それに賛同する形で始まりました。そこでは，関東中央病院の児童精神科臨床で培った，人への理解の仕方が下敷きとなりました。

　皆さんは病気の人だけが病気と考えますか？　変な言い方ですが，私自身，病気になった人だけが心が悲鳴を上げているのでなく，そうなれずにいる方のほうがもっと苦しい場合もあると思っています。病気になる，ということは脳の機能に変化が起き大変なことですが，むしろ，病気になる前やなりかけのほうがさらに苦しい場合もあります。普通のふりをして，あきらめたかのように辛さを心の中に折りたたんで生きている人たちも大勢いるのではないでしょうか。そういう意味で，「病気を癒す，病気をマネージメントする」というのではなく「せっかく生まれてきたのだから，より人とつながり楽しいことも苦しいこともいろいろ経験し豊かに生きる」ことを目指そうと考えていました。それは「少しでも人とつながって，少しでもいろいろな記憶に残る体験ができれば」ということです。自己決定ばかりが幸せではありません。

尊厳は必要ですが、プライドを大事にするあまり孤立してしまえば、人間の生の意味は半減するのではないかと思います。人と関わり、一緒に喜んだり悲しんだり傷ついたりというほうが人らしいのではないでしょうか。これが現在流行っているリカバリーとは違う考えです。

おそらく、このような考えから自然発生的に理念が出てきたのだと思います。当法人は利用者と一緒に生きる運動体のようなものだと、皆で飲んではよく言っていました。

私が開院前に勤めていた関東中央病院精神科は、入院患者のほとんどが児童思春期の子どもたちでした。彼らは1，2年の入院生活を通して、仲間との関係が深まり、スタッフとも家族のようになり、安定してから退院していきました。しかし、地域生活を送りながらいざ不安が高まったときに、頼ったり自分の思いを受け止めてくれるところが地域にはありませんでした。そこで、スタッフ有志で相談し作業所を立ち上げました。地域に仲間と出会える拠点のようなものがあることで、安心感をいだき、日々の生活が豊かになり、病院では示さないようなわがままや文句を言いながらつながりを確認できているようでした。「精神科医療は地域に出ないといけない」「利用者さんたちが暮らしやすいように地域を変えることが中心課題だろう」と私は確信しました。

2　至空会の理念

表2-1　基本的な考え方（理念）

- その人が人とつながって生きていけるか、お互いを大事にできるかは、情緒の成長と関係する
- 発症した人が、人として重症ではない　発症しなくとも人として重症な人がいる
- スタッフは正常の振りしてをごまかして生きているという自覚をもって、自分と向き合いながらこの活動を行う
- 社会の中でこそ、生活するための工夫や、人と付き合う上での常識的な限界設定などの力が育まれる
- 人間の基本は依存と自立、守られた中から社会へ出て自分独自の生き方を創っていくことである

表2-1に示したように、人のとらえ方、人の見方を常にベースにおいて、どこまでも付き合っていく、というのが理念になっています。しっかり利用者と向き合っていると、スタッフ自身の問題が見えてきます。自分の問題を抑え込んで、自分は正常で相手が異常または問題があるとしてしまうと、スタッフ自身、自分がわからないまま、結局人間というものがわからないままに生きていくこととなります。スタッフ自身もいくら病気でもいい、周りのスタッフに頼ったり泣きついたりして自分と付き合ったらいいよと伝え、周囲に任せます。ほとんどのスタッフが、この経過をたどります。立派なバランスの取れた人間などいません。問題を抱えていてもいい、それを周りも自分もわかっていながら、利用者と関わっていくというのが、人の気持ちも痛みもわかる援助者なのではないでしょうか。

3　東京から浜松へ（地域を作るため）

　実は，東京でも時間が許す限り児童相談所，保健所，学校に出向き，飲み仲間もたくさんできました。しかし，私には東京での地域展開をイメージすることはできませんでした。生まれ故郷の浜松は天竜川と浜名湖に挟まれた地域です。人口70〜80万の浜松が顔の見える地域として展開が可能かと思い，また，一緒にやろうと誘ってくださる方もあり平成5年5月，クリニックの開院を機に展開を始めました。

4　浜松での始まり（多機能型精神科診療所につながる始まり）

　開院当初から，浜松でも患者が通える精神の作業所はないかと思い，患者と一緒に見学に行ったりしていました。2カ所ありましたが，1カ所はタイヤホイールの処理などの危ない作業のためにすすめることができませんでした。その所長も「10人に1人居つけばいいんじゃないの」と豪語していました。もう1カ所は，こじんまりとした作業所でした。温かい雰囲気があり，そのスタッフと知り合いになり，その関係で知的障がいの作業所の所長さんとも知り合い，小さな講演を頼まれました。その後の飲み会で意気投合し，福祉に関して殺風景なこの地区を一緒に嘆きました。その結果，「精神保健福祉を実践する会」という月一回の飲み会を始めました。地域の病院PSW，親の会，その他興味のある人が集まってくれました。これがすべての始まりだと思います。ここから，援護寮・生活支援センターの設立や，『NPO法人遠州精神保健福祉をすすめる市民の会』の発足につながっていきます。

5　多機能型精神科診療所へ発展するために必要なことは？

　他施設，異業種の人と触れ合うこと，またそこで方向性を作ることが多機能型精神科診療所への第一歩だと思われます。つまり規制の枠を離れて，ある思いのもとに何かを変えようとする。すると，精神医療の狭い枠組みでは不可能となる。それが，多機能型精神科診療所が始まる芽吹きとなるような気がします。

> **・・ コラム：関東中央病院の臨床と関連 ・・**
>
> 師小倉清先生を中心とする4名の医師と20人あまりの看護スタッフでした。一時期は病棟50床の全員20歳未満で，小さな子は小学生から入院していました。妊娠中，乳幼児期の体験が今のありように深くかかわっており，2,3歳から，その子の苦しみは始まっているのです。その時期の寂しさ，怒り，むなしさ等が語られることも稀ではありません。病棟の日常はさまざまなメニューと関わりが用意されています。混乱期には体のお世話から，担当看護師がしっかり寄り添い深いつながりを作ります。かなりハードな運動や，月間行事もあります。登山，深夜から早朝の行軍（？），キャンプ等です。スタッフも自分の気持ちを出して付き合います。治療の主役は看護師で，医師は治療に責任を持つ係です。治療の流れが滞ると皆からいろいろ言われ，そのため混乱する医師も多くいました。時間をかけた，家庭生活のような入院治療は，現在望むべくもありません。この治療を，福祉と医療が連携した地域での展開としたのがわれわれの多機能型精神科診療所かもしれません。
>
> （大嶋正浩）

II 現在の多機能型精神科診療所に至る変遷のダイジェスト

　ここまで，始まりの頃の話をしてきましたが，一転して現在の状況に話を移したいと思います。現在までの展開の詳細は各論でお話しします。

　ここで急に現在の状態に話が飛ぶのはあまりに乱暴なので，沿革（表2-2）を書いておきます。今の形態は必要に応じて拡げた結果です。心理士によるカウンセリングとデイケアは発足当時から始めましたが，すぐに手狭になりました。そこで，平成7年に思春期デイケア棟増築，さらに9年より精神症状の強い，あるいは30代以上のメンバーと，不登校学童児を対象とする2階建てのデイケア棟を増築しました。学童期デイケアの前身となる不登校の子の居場所づくりは日曜日にボランティアで開催していたのですが，それでは対応しきれなくなりデイケアとして日数と支援員を充実させました。

　平成10年4月に援護寮，生活支援センターの運営を始めました。前述の「遠州精神保健福祉を実践する会」で話が盛り上がり，スタッフが社会復帰に力を入れようと考えるようになり実現しました。生活支援センターは，業務内容の規定が細かく決められていない分，使い勝手のいいものでした。反対にさぼってもわからない事業でした。われわれは，クラブハウスのような機能にプラスして地域生活定着のために訪問やら就労支援等を活発に行っていました。その関係で利用希望者が増え，児童思春期専門クリニックではまかないきれず，成人対象のクリニックが必要と考えダダ第2クリニックを浜松駅の南側に作りました。数年で児童思春期の患者数が増え，最初のクリニックと同じような機能を持つにいたり，福祉部門は地域の医療機関との連携で活動しています。

　就労支援は急速に広がり，思いのほか農家や中小企業が積極的に受け入れてくれました。ただ，活発に活動すればするほど忙しくなりスタッフは疲弊します。ちょうどその頃，国の政策で「就業・生活支援センター」というものが始まったところでした。この地域の就労を今以上

表 2-2　至空会の沿革

平成　5年　5月	「メンタルクリニック・ダダ」創立
10月	小規模デイケア認可
平成　6年　8月	大規模デイケア認可
平成　7年　4月	思春期デイケア「ひまわり」開始
12月	「医療法人社団 至空会」設立
平成　9年　8月	一般デイケア「いろり」開始
	児童デイケア「DAK」開始（現在は「マスカット」に改名）
平成 10年　4月	グループホーム「ぐるぐる」開設
	精神障がい者生活訓練施設「援護寮だんだん」開設
	精神障がい者地域生活支援センター「だんだん」開設（現在は浜松市より受託）
平成 13年　4月	ダダ第2クリニック開設
	グループホーム「ぶれす」開設
平成 15年　4月	グループホーム「ぷりんはうす」開設
平成 16年　4月	静岡労働局より「障がい者就業・生活支援センター だんだん」受託
10月	グループホーム「あくあ」開設
平成 17年　4月	浜松市より「障がい者就労支援センター ふらっと」受託
平成 18年 10月	自立支援法施行に伴い，地域生活支援センターから地域活動支援センターへ移行
	浜松市より「障がい者相談支援事業所だんだん」受託
平成 19年 10月	「多機能型事業所ワークだんだん」開設
	就労移行支援・就労継続B型支援・生活訓練を開始
平成 21年　4月	浜松市より「発達支援広場たんぽぽ」受託
平成 22年 10月	東区原島町に事務所設置相談支援事業所，就業・生活支援センターサテライト）
平成 24年　4月	保育所等訪問支援事業「さんぽみち」開始
	「相談支援センターだんだん」開始（計画相談）
	「就労支援センターふらっと」原島町へ移転
平成 25年　4月	総合支援法施行に伴い，援護寮だんだんから宿泊型自立訓練へ移行
平成 26年　7月	「多機能型事業所ひだまりのみち・さんぽみち」開設

に進めるためには，もっとマンパワーが必要だと考え受託を申し出ました。平成16年から障がい者就業・生活支援センターを始めましたが，すぐに仕事量はあふれるほどになり，浜松市から単独事業として就労支援センターの運営を提案され，それを受けました。その後，就労訓練と就労支援とは切っても切れないことを実感し，平成19年に就労移行支援事業，就労継続B型事業，生活訓練事業，生活介護事業を始めました。

その後，国の政策として相談支援事業が始まりました。これは医療から福祉へのシフトを企図し，ケアマネージメントにつながるだろうと予測しました。しかし，この形では精神障がい者に対して福祉も医療もどちらも必要であるという点が薄れ，問題が生じると思ったので，われわれは医療的な視点，人の発達という視点を持った，生活全般を見る事業所が必要と感じ，参入を決めました。ごみ屋敷やニート，家庭内の混乱，経済的な破たん家庭等に対応するには，既成の医療，福祉では対応が難しいと思いました。なぜそうなっているかを考えず，もぐらたたき的に支援しても増えていくばかりということが想像に難くありませんでした。その後，介護のケアマネージメントの簡易版のような計画相談支援事業が開始され，それも受けることに

しました。

　それらと並行して，平成12年ごろから療育的なサービスを診療に取り入れていましたが，スタッフの練度も上がり，また市のさまざまな審議会に関わるようになり，平成22年に市の発達支援広場（1歳6カ月健診後の早期療育）を受託しました。その後平成26年7月に児童発達支援事業（幼児期の療育的活動）と放課後等デイサービスを始めました。デイケアの人たちの社会復帰訓練の場所も必要量が増大していたため，新たに就労移行支援事業，就労継続B型支援事業と生活訓練事業を児童の施設と同時に整備しました。

　駆け足で変遷を紹介してきました。後の章で，部門ごとに詳しく述べていこうと思います。

Ⅲ　現在の多機能型精神科診療所としての形態

　次に多機能型精神科診療所の一つの形を示しながら，多機能型の可能性を考えていきます。

≪医療部門≫

　診療体制はデイケアとカウンセリングを基本としています。医師の診療と心理の面談での一対一の関わりから，デイケアをはじめとした各種集団でのフォローを行っています。早期幼児期のさまざまな発達や情緒的課題から就労，自立した生活までという人の成長を視野に入れ援助しています。そこでは，年齢にかかわらず人との関わりを持つことや，対人関係においてさまざまな経験ができることを大事にしています。居場所を作る，人とつながる，社会へ出ていくという流れを意識して，社会資源とつなぐ作業を行っています。

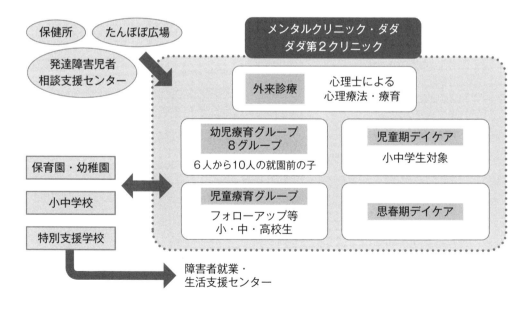

図2-1　診療部門の全体像

1 デイケア・ナイトケア部門

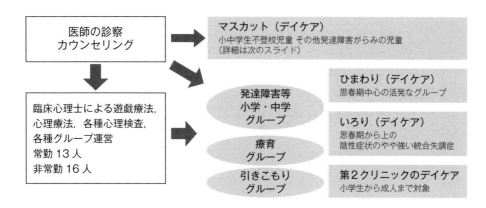

図 2-2　メンタルクリニック・ダダでの取り組み

　図 2-2 に示すように，小中学生を対象としたデイケア，思春期中心のデイケア，成人対象のデイケアを開いています。また，より少人数でのフォローが必要な方，短時間でのフォローが必要な方たちのショートケアも行っています。

（ア）多彩なプログラムを用意しています。利用者の必要性を考え，プログラムは随時見直しています。特に，自分の気持ちを出す，人に頼れる，人とつながれる，居場所ができるということを目的としています。

（イ）看護師，精神保健福祉士，心理士，作業療法士，保育士等さまざまな職種のスタッフが多数いますが，職種というよりそれぞれの人の持ち味を尊重してチームを組んでいます。

（ウ）デイケアで安定した方は，積極的に就労体験に進んでいます。内部での就労訓練はもとより，デイケアのスタッフが仕事の実習先を探してお願いしたりしています。就労関係については本来福祉部門が専門ですが，デイケアでも独自に就労支援を行っています。もちろん福祉部門への相談や依頼という連携の形もあります。

（エ）小中学生のデイケアは，仲間づくりを中心にさまざまな体験や本人にとって可能な範囲の学習プログラムを用意しています。

（オ）他の病院，相談支援事業からの紹介（主治医は他の病院のまま）等の方もデイケア利用を受け入れています。

2 心理部門

　心理士はほとんどが臨床心理士です。2 つのクリニックで常勤 13 名，非常勤 16 名です。外来の心理療法，集団療法に加えデイケア部門やショートケア部門でも心理士が活躍しています。浜松市東区の早期療育を受託するようになり，2 歳くらいの新患が増えました。またさまざまな研究会等を開催することで，幼稚園や保育園からの紹介も多くなりました。保育所等訪

問支援事業で幼稚園,保育園,学校への訪問も積極的に行っております。平成26年7月からは,児童発達支援事業,放課後等デイサービスの開始に伴い,その運営にも参加しています。

幼児期,学童期はほとんど医師と心理士が並診しております。最近まで,精神力動,精神分析を基本として臨床を行ってきましたが,この2,3年は認知行動療法,EMDR,トラウマに焦点を当てた認知行動療法(TF-CBT)等を導入しています。虐待がらみの児童が増え,治療法にも変化が必要です。しかし情緒の発達,愛着等,他者との気持ちのつながり,居場所の保障などを重視して関わることは従来と同じく大切にしています。

勤務は,週4日の常勤制度を作り,残りの1日をスクールカウンセラー等法人外部の仕事に積極的に従事できるようにしています。そのため,保健所の幼児検診,養護施設,NPO(後述)等での勤務もあります。

3　ケースワーク部門

精神保健福祉士(7名)を中心に多職種(作業療法士,社会福祉士)が連携して,デイケア・ナイトケア・訪問支援等を行っています。また,デイケア等に通っている方の生活支援,就労支援も福祉部門に依頼するばかりではなく,医療部門のスタッフでもかなり深くまで関与して支援しています。加えて,外来患者の相談や支援も行っています。訪問支援は,ひきこもり気味の方,重症で外来での診療より自宅に訪問しゆっくり過ごすことに意味のある方,ドロップアウトしそうな方,高齢で通院が困難になった方,家族関係が壊れかけている方,生活の支援が必要な方等を対象に行っています。

4　多機能型精神科診療所であることの利点

デイケアでは,福祉と同様,その人の生活までを視野に入れ援助しています。他部門との連携では,特に就労移行支援,就労継続B型支援,就業・生活支援センターはさまざまな企業の情報をもたらしてくれたり,実習の機会を紹介してくれます。そのような連携から,その動きを参考にしてデイケアのスタッフ独自の企業開拓,就労定着支援,実習の展開をするようになりました。これらは,多機能の利点を生かし,身近な福祉スタッフから学ぶことができた結果です。

心理士は主に幼小児期から学童,思春期の心理治療をしています。相談支援事業所は患児の混乱した家庭状況のサポートに入り,頻回の療育が必要な場合には児童発達支援事業を使い,学校での不適応がみられる場合の放課後のフォローには放課後等デイサービス,家族の混乱に対しては就労支援はじめ多様な援助ができます。それらを一緒に経験することで,心理士にも,現実的な生活のイメージ,家庭の中の状況への豊かな想像が生じ,ある程度ワーカー的支援もイメージできたり,実際に家庭に入り込む心理士もいます。

≪福祉部門≫

さまざまな福祉サービスを擁していることは,先ほど述べましが,それを図2-3,2-4にして

みました。単身生活を支える，親亡き後を支えるということが，重要なテーマの一つであると考え，必要なサービスを次第に増やしてきました。高齢者になったときは，介護保険を使い普通の高齢者と同じようなサービスを受けるのがいいと思っていますが，そこまでは精神保健福祉の役割だと考えています。詳しくは，各部門の説明（後述の各部門の展開）でなされるので，ここでは詳述はしません。宿泊型自立訓練（旧援護寮）では，基本的に断らない（暴力と依存症以外）方針で利用者を引き受けています。引き受けたうえで，困ったことは紹介医療機関に対応を求めます。そうすることでわれわれの制限性もよくわかってもらえると思っています。また，15歳以上の行き先のない子ども（養護施設や児相からの相談）の生活の準備の場としても機能するようにしています。

　就労支援は，より手のかかる発達障がいや問題のある方も受けます。しかし，就労以前にもう少し治療の必要がある場合にはご本人のために治療を優先するようにアドバイスします。それらを，判断できるスタッフであることを重視しています。そのために，どの福祉部門も症例検討会を重視し，詳しい家族歴，乳児からの生育歴をしっかり理解し，現在の症状との関連を理解できるようにしています。定着支援を丁寧に行っているので，忙しくなるばかりです。

　相談支援事業は，地域の根幹としての役割を考えています。現在の壊れた地域に介入し，地域を支える最前線です。民生委員と連携し，自立支援協議会にも携わりながら，崩壊した家庭（多問題家族）に介入し，さまざまな地域資源を使いかかわっています。運営をしてからよくわかりましたが，ショートステイも，地域生活を支える必要なアイテムでした。NPOとの連携や，さまざまな地域活動は，結果としてスタッフ自身に深まりと幅が生まれました。

　また，それぞれの福祉サービスが，さまざまなサービス機関とネットワークを組んでいるので，その情報もお互いに共有でき，また医療機関の情報も共有できています。地域のネットワークは多機能型である分，より広く周囲との関わりを持つことができています。

5　多機能型である利点

　一人の人を援助するとき，医療的視点も福祉的視点も両方必要です。福祉と医療の壁は大きいですが，医療と福祉が同居することで，他の医療機関とのつきあい方もよりスムーズにできます。また，ニーズに合わせた支援という点では福祉にノウハウがありますが，一人一人を深く理解し将来の状況も予測しながら関わるという点は医療の方にノウハウがあります。一人一人のアセスメントというよりお世話援助が中心の福祉にとって医療としっかりした関係を持つことは，対象者の理解という点で大きな強みとなります。

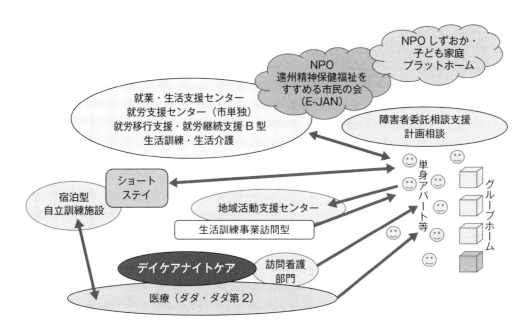

図 2-3 「至空会としての地域生活支援」

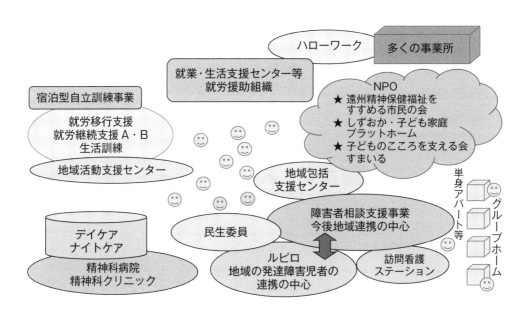

図 2-4 地域のネットワークで生活を維持する（法人外の施設との連携）

ワンポイント：補助金，委託費等福祉の基本構造

　2000年の社会福祉基礎構造改革により「行政主体の福祉サービス提供方式の措置制度からご本人の自己決定を尊重し，事業者との対等な関係を重視する契約制度へ」とシフトされました。これをふまえ障がい福祉では知的・身体障がい者福祉サービスが支援費制度として2003年よりスタートしましたが，支給決定量の増大から財源不足となりました。そこで財源に関して国の責任を明確にし，地方自治体との役割分担を設けた障がい者自立支援法が2006年に施行されました。それまでの精神保健福祉法では精神障がい者社会復帰施設として，生活訓練施設，授産施設，地域生活支援センター，福祉ホーム，福祉工場等が位置付けられ補助金によりどの地区でも基準を満たしていれば同額が法人へ支払われていました。障がい者自立支援法では出来高払いとなり利用人数に応じて基準上の報酬が事業所へ支払われることになりました。地方自治体は，地域生活支援事業として相談支援や地域活動支援センター，移動支援等のサービスを運営する役割を担うことになりました。その業務を民間へお願いすることを委託業務としています。あくまでその自治体の裁量であるため，委託費や人員配置等はそれぞれ異なります。

（川島章記）

ワンポイント：医療機関が福祉事業を始める手続き

　すべての福祉事業は，行政が3年ごとに定める「障がい福祉計画」によって進められます。

　その中に行政が定める総合的な福祉方針や数値目標が示されています。障がい福祉計画は地域ごとに行われる「自立支援協議会」によって，地域の現状や課題が話し合われ，その内容が障がい福祉計画に反映されます。したがって医療機関においては，当事者の将来的な動向（重度化・高齢化等）を見極め，医療機関の将来的意向を自立支援協議会や地域の社会福祉担当課等に予め伝えておく必要があります。行政から福祉サービス事業所や医療機関に福祉事業の希望調査がある場合がありますので，その際は具体的な開始場所や時期，定員等報告できるよう内容を詰めておくことも必要でしょう。

　地域の社会福祉担当課から内々に事業実施可能な旨の連絡を頂ければ，指定の様式を用い「指定申請書」等の開設に関わる書類を作成します。その際注意しなければいけないのが，事業ごとに設けられている「指定基準」を満たすように作成することです。管理者やサービス管理責任者，従事者等の資格基準や配置基準，施設の設備基準等が具体的に示されています。

　ここからが一番重要なことですが，「地域との連携体制を整備すること」です。医療機関だけでは福祉事業を展開することは不可能です。行政を始め，地域住民や地区の民生委員，同一の福祉サービス事業所，他医療機関，相談支援事業所等，あらゆる機関と連携や調整ができるよう協力体制を整えておく必要があります。そのためには日頃からのコミュニケーションの充実が必要となります。

（金田祥史）

（医師　大嶋正浩）

第3章
崩壊しつつある地域

I 妊娠期・乳児期・幼児期

はじめに

　妊娠期・乳児期・幼児期からさまざまな困難さを抱えた親子が多く存在しています。地域のつながりが崩壊し，周囲からのサポートがなく，隣に誰がいるのかわからないという不安を抱えながら親子は孤立した中で生きざる負えない状況が増えています。

　子どもと親のつながりは，お腹の中に新しい命が宿ったときから始まります。母親は妊娠がわかったときに，どのような気持ちを抱くのでしょうか。それは，夫との関係，周囲の家族との関係，母親自身がどのように生きてきたのかということと，関係すると思います。とても幸せな気持ちの中で妊娠期を過ごせることは，お腹の中の子どもにとっても，母親にとっても幸せなことでしょう。しかしさまざまな状況が重なり「妊娠したくないのに妊娠してしまった」，「母親になるという実感を持てないまま母親になってしまった」など，幸せな気持ちを体験できない場合もあると考えられます。このように考えると，妊娠期からのサポートが必要なケースも多くあり，その対象者の中で問題が表面化している方がハイリスク妊産婦としてピックアップされています。

1 ハイリスク妊産婦

表 3-1　母子健康手帳交付およびハイリスク妊産婦の数

	H24	率（B/A）	H25	率（B/A）	H26	率（B/A）
母子健康手帳交付数	7,493	-	7,288	-	7,155	-
妊産婦個人指導数（A）	7,427	-	7,151	-	7,094	-
ハイリスク妊産婦数（B）	1,080	14.5%	977	13.7%	884	12.5%

（単位：人）

＊母子健康手帳交付数：多胎および産後発行を含む数
＊妊産婦個人指導数とは，多胎を含まず，産後発行は含む数

　ハイリスク妊産婦とは，母，子どものいずれか，または両者に重大な予後不良が予測される妊婦をさします。子どもたちを取り巻く問題は，お腹の中から始まっています。浜松市のデータでは，平成26年，母子手帳交付数7155人に対して884人と全体の12.5％となっており，8人に1人はハイリスク妊産婦でした（表3-1）。

表3-2 ハイリスク妊産婦の内訳数とその割合

		H24		H25		H26	
			率		率		率
ハイリスク妊産婦数		1,080	100.0%	977	100.0%	884	100.0%
	若年妊婦	74	6.9%	85	8.7%	60	6.8%
	飛び込み	5	0.5%	4	0.4%	4	0.4%
	メンタル	272	25.2%	266	27.2%	252	28.5%
	養育	333	30.8%	307	31.4%	256	29.1%
	疾病	37	3.4%	38	3.9%	51	5.8%
	多胎	66	6.1%	70	7.2%	59	6.7%
	育児支援者がいない	80	7.4%	69	7.1%	65	7.4%
	望まない妊娠	27	2.5%	20	2.0%	20	2.3%
	遅れた妊娠届	23	2.1%	22	2.3%	34	3.9%
	経済的困窮	27	2.5%	21	2.2%	21	2.4%
	複数回の婚姻	4	0.4%	6	0.6%	6	0.7%
	夫婦不和・DV	7	0.6%	9	0.9%	10	1.1%
	転居・孤立	6	0.6%	4	0.4%	1	0.1%
	被虐待歴あり	6	0.6%	7	0.7%	11	1.2%
	その他	113	10.4%	49	5.0%	34	3.9%

(単位：人)

　内訳の上位3項目をみると，養育256人（29.1%），メンタル252人（28.5%），育児支援者がいない65人（7.4%）でした。これは，ハイリスク妊産婦の64.4%にあたります（表3-2）。望まない妊娠は，子どもにとっては，「自分は存在してはいけない」と人生の早期に人としての根本を否定された体験になると思われます。

　ハイリスク妊産婦以外にも，なかには自身の不安，混乱，怒りなど抱えながら，将来の出産に希望を感じることができずに妊娠期を過す方もいます。

　また，そのような状況に追い込まれてしまった母親自身の苦しさもフォローしきれていない現状があります。

2　児童虐待

　さまざまな課題を抱え，妊娠期をフォローされずに過ごした方は，出産後も孤立した中で子育てをはじめることが多くあります。育児書やインターネットには情報が溢れ，何が子どもにとって大切か自分で選ばなければなりません。いざ，情報通りにやろうとしても，子どもは言うことを聞かなかったり，うまくいかない状況に直面します。母親は疲弊し，怒りや不安，自己嫌悪感を体験します。

　その感情が子どもに向えば,過度の叱責やときには身体的な暴力につながることもあります。もしくは，育児を放棄し，子どもに目が向かなくなることもあるでしょう。テレビを見せておけば大人しいと1日中，テレビやDVDがついており，子どもとほとんど関わらない生活が送

表 3-3 児童虐待相談の対応件数

○ 全国の児童相談所での児童虐待に関する相談対応件数は、児童虐待防止法施行前の平成11年度に比べ、平成24年度は5.7倍に増加。

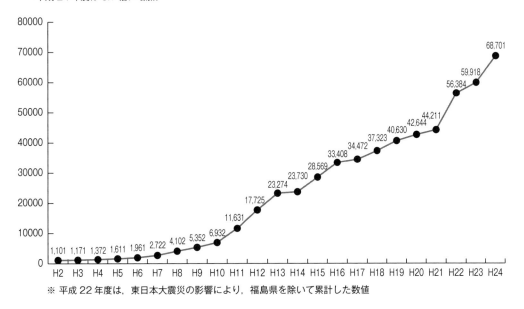

※ 平成22年度は、東日本大震災の影響により、福島県を除いて累計した数値

表 3-4 死亡事例数および人数（第1次報告から第11次報告）

	第1次報告 H15.7.1〜H15.12.31 (6カ月間)			第2次報告 H16.1.1〜H16.12.31 (1年間)			第3次報告 H17.1.1〜H17.12.31 (1年間)			第4次報告 H18.1.1〜H18.12.31 (1年間)			第5次報告 H19.1.1〜H20.3.31 (1年3カ月間)			第6次報告 H20.4.1〜H21.3.31 (1年間)			第7次報告 H21.4.1〜H22.3.31 (1年間)			第8次報告 H22.4.1〜H23.3.31 (1年間)			第9次報告 H23.4.1〜H24.3.31 (1年間)			第10次報告 H24.4.1〜H25.3.31 (1年間)			第11次報告 H25.4.1〜H26.3.31 (1年間)		
	心中以外	心中	計	心中以外	心中	計	心中以外	心中	計	心中以外	心中	計	心中以外	心中	計	心中以外	心中	計	心中以外	心中	計	心中以外	心中	計	心中以外	心中	計	心中以外	心中	計	心中以外	心中	計
例数	24	−	24	48	5	53	51	19	70	52	48	100	73	42	115	64	43	107	47	30	77	45	37	82	56	29	85	49	29	78	36	27	63
人数	25	−	25	50	8	58	56	30	86	61	65	126	78	64	142	67	61	128	49	39	88	51	47	98	58	41	99	51	39	90	36	33	69

られるということもよく聞かれます。

虐待の問題は年々増加傾向にあります。内閣府によると、全国の児童相談所における児童虐待に関する相談対応件数は、増加の一途をたどり（表3-3）、平成25年は73,802件、速報値として、平成26年度は、88,931件となっており、死亡事例は63件でした（表3-4）。

被虐待児の年齢は、学齢前の子どもが4割以上を占めており、また、小学生が35.3％となっています。このことは虐待が早期から始まっていることを示しています。

3 1歳6カ月児健康診査

1歳6カ月児健康診査では、言葉の遅れ、対人関係の希薄さなど、発達に課題がある子ども

表3-5　1歳6カ月児健康検査の事後者数，事後率，事後内訳（年度別）

（単位：人）

	受診者数	事後者数		事後内訳							
				身体		精神		栄養		養育	
			率		率		率		率		率
H24	6,950	2,274	32.7%	292	4.2%	1,947	28.0%	24	0.3%	549	7.9%
H25	7,143	2,273	31.8%	282	3.9%	1,963	27.5%	26	0.4%	439	6.1%
H26	7,296	2,506	34.3%	361	4.9%	2,183	29.9%	22	0.3%	498	6.8%

表3-6　1歳6カ月児健康検査の事後内訳

	精神事後内訳					
	発達障がい疑い		疾病		その他	
		率		率		率
H24	1,041	15.0%	35	0.5%	929	13.4%
H25	1,119	15.7%	35	0.5%	848	11.9%
H26	1,210	16.6%	35	0.5%	925	12.7%

を『精神』事後フォローが必要と判断しています。発達のアンバランスさを抱えた子どもは，育てにくさやつながりにくさから，愛着の形成に失敗しやすい傾向があります。そのため，母子への影響を考えると，子どもは常に不安にさらされ，母親の疲弊はより強いものになる場合があります。

　平成26年は受診者7,296人，事後フォローが必要な人が2,506人（34.3%）でした。精神事後フォローが必要な人は2,183人（29.9%），養育事後フォローが必要な人は498人（6.8%）でした（表3-5）。また，精神事後フォローが必要な人のうち1,210人（16.6%）が発達障がい疑いでした（表3-6）。

　また，母親自身がうつ状態であったり，精神疾患を抱えているといった事例は年々増加していると聞きます。これは，母親がより育児の困難感を抱いていることの表れと考えられます。

4　幼稚園・保育園・こども園

　入園すると子どもたちは不安や緊張の中，今まで一緒にいた母親と離れて生活をします。園の中では，なかなか他の子と一緒に遊ぶことが難しい子，上手く気持ちが表現できなくて暴力が出てしまう子，周囲の状況がつかめず不安で教室から飛び出してしまう子など，さまざまな現れが見られます。

　環境面では，慢性的な保育士不足が見られます。すべてではありませんが，しっかりやらせる，他の子と同じことができることが良いことであるという園の風潮など受け皿側の問題が見られます。このような状況の中，子どもたちは困惑し，気持ちを表現したり，受け止めてもらったりする機会を失っていると思われます。そのため，現れは増加するか，周りに期待すること

をあきらめ，表面的にニコニコしながら過ごすといったことが起きていると思われます。

　また，生後1年に満たない状況で母親より「子どもを保育園に預けて働きに行きたい」という話を伺うことがあります。経済面などを考慮して選択される方もいますが，「子どもと離れたい」「息抜きがしたい」と子どもと離れるために就労を選択する方もいます。

　地域のつながりの崩壊は，子どもたちにとって，就園以前に同世代との関わりの機会を失うことであり，園で表れる子どもの問題とも密接に関係してくることでしょう。

5　未就園

　地域には，幼稚園・保育園・こども園に通わず，家で過ごしている子どもたちもいます。ものにあふれゴミ屋敷の状態の中，人と関わることもなく，一人でぼーっと過ごしているというケースも聞かれます。そのような状況は，健診等で把握されることが多いですが，中には小学校入学前の就学前健診で明らかになることもあります。

6　まとめ

　妊娠期・乳児期・幼児期にみられる現状をあげてきました。このような状況に親子，家族が追い込まれてしまうことが問題であり，これは社会全体で考えていかなければなりません。

〈資料〉
妊娠・出産・子育てに関する各事業の実績統計
平成27年11月　浜松市健康福祉部健康増進課　こども家庭部子育て支援課
厚生労働省子ども虐待による死亡事例等の検証結果（第11次報告概要）および児童相談所での児童虐待相談件数

ワンポイント：児童相談所，養護施設，家庭児童相談室の状況

　子どもを取り巻く問題の一つが，児童虐待です。全国の児童相談所が平成 26 年度に対応した児童虐待件数は約 8 万 9 千件（前年度比約 20％増）（※速報値）で，年々増加の一途をたどっています。対応の一環として，平成 27 年 7 月からは，児童相談所全国共通ダイヤル（189 番）の運用が開始されました。現在，児童相談所は児童虐待に際して，介入・保護の役割と後の指導・治療の役割を担っています（「虐待対応の手引き」/厚生労働省）。虐待通告を受けた場合，まずは子どもの状態を目視により確認（原則 48 時間以内）し，子どもの心身の安全確保のための一時保護が必要かどうかという点も含めて，緊急性を判断します。その後，子どもと家庭への支援として，通所・在宅支援における指導，児童養護施設入所，里親委託等の措置がとられることになります。

　実際の援助においては，児童相談所をはじめ，多様な機関が子どもと家庭に関わることになります。中でも，各基礎自治体に設置されている家庭児童相談室（名称は自治体ごとに異なる）の役割は大きく，比較的軽微な事例の対応については，家庭児童相談室を主体としてなされています。さらに，今後，児童福祉法・児童虐待防止法改正が見込まれています（平成 27 年時点）。現行の仕組みが大幅に変更になり，都道府県（児童相談所）ではなく基礎自治体（市区町村）が中心に対応を行う事例が増えていくことが予測されています。

（鮎川奈都子）

コラム：つながりが薄くなってきたこと　―乳幼児期の親子関係から―

　「子どもとどう関わっていいかわからない」。最近，乳幼児期の親子とお会いする中で，多く聞かれるフレーズです。これは，何を意味するのでしょうか。もちろん，子どもが発達のアンバランスさを抱えており，関わりが困難となることはあるでしょう。ただこのフレーズには，他にも多くの思いが込められているように感じます。

　母親たちは本当に疲弊しています。常に子どもといて煮詰まっている方，療育に通うことになり家族から責められる方，育児の中で母親自身の幼い頃の傷つきを再体験し，苦しくなる方，あげたらきりがありません。周りに頼る人が少なく，子育てすべてが母親の責任となっているのが大半でしょう。「人とどう繋がっていいのかわからない」，「どう人を頼ったらいいかわからない」。先のフレーズはこのような思いもあるように感じます。

　これは，近所の人が子どもをかわいがり，ときには叱ってくれた『地域で子どもを育てる』という日本の子育て文化の崩壊を考えてしまいます。

　今，母親が周りを頼りながら「人とのつながり」と感じることのできるシステムを地域で作っていくことが急務ではないでしょうか。その取り組みの一つが，発達支援広場を入り口とした，多機能型精神科診療所の療育です。

　療育で関わった子どもたちが，体験したことを基に，20 年，30 年後，親となり，人とつながりながら子育てをしてくれれば，また母親たちが，祖母となり孫を，そして，地域の子どもたちをかわいがることになれば嬉しく思います。私たちの関わりが，子育て文化の復活と，次世代親子支援につながる超々早期療育になることを願ってやみません。

（野呂耕助）

Ⅱ　児童期・学童期

　児童期・学童期の子どもたちを取り巻く問題として，不登校，いじめや子どもの自殺についてテレビや新聞等で取り上げられない日はありません。本節では，統計的数値なども利用しながら，現代の子どものありかたについて触れてみたいと思います。

1　不登校

　文部科学省は，不登校を『何らかの心理的，情緒的，身体的あるいは社会的要因・背景により，登校しない，あるいはしたくともできない状況にあるため年間30日以上欠席した者のうち，病気や経済的な理由による者を除いたもの』と定義しています。全国の平成26年度の「不登校」を理由とする児童生徒数は，小学校は25,864人（前年度より1,689人増加），中学校は96,786人（前年度より1,605人増加），計122,897人となっています。

　表3-7のように小学校における不登校の割合は255人に1人であり，少ない印象を受けるかもしれませんが，中学生になると36人に1人となり，その割合は約7倍に跳ね上がります。すなわち，中学校ではクラスに1人は不登校児童がいても何らおかしくないことになります。

　表3-8は学年別不登校生徒数です。学年が上がるごとに，不登校生徒数が増えていき，中学1年生の23,980人は，小学6年生の8,515の約2.8倍です。中学1年生だけで，小学校全体の

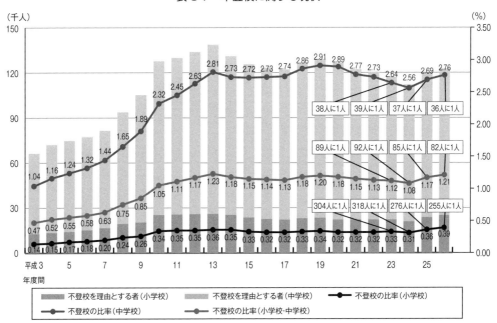

表3-7　不登校に関する現状

（注）　中学校には，中等教育学校前期課程を含む。　　　　　　　　　　　　　　　（＊）　平成27年度学校基本調査

表 3-8　全国の学年別不登校児童生徒数

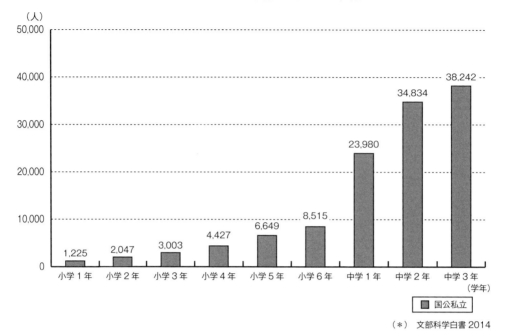

（＊）　文部科学白書 2014

不登校生徒数と大差ありません。

　中学校で不登校となるきっかけとして，友人関係のトラブルや学力不足，いじめなどがよく挙げられます。これらの問題への対応が遅れると，不登校が長期化することがあります。また，不登校の背景に，家族あるいは生徒本人の精神疾患や不適切な養育環境，経済的問題など多くの問題が潜んでいる場合もあります。

　このような複雑な状況への効果的な介入を，教員だけで行うには限界があります。スクールカウンセラーやスクールソーシャルワーカーの活躍が期待されています。

　浜松市の不登校児童数の現状（平成 26 年浜松市教育委員会発表）は，小学校 285 人（前年比 28 人増），中学校 711 人（前年比 35 人増），計 996 名となります。不登校児童数の出現率では，小学校 0.65％（全国 0.39％），中学校 3.37％（全国 2.76％）と全国よりも高い水準にあります。

2　児童生徒の暴力

　平成 26 年度「児童生徒の問題行動等生徒指導上の諸問題に関する調査」によれば，小・中・高等学校における，暴力行為の発生件数は 54,242 件（前年度 59,345 件）であり，児童生徒 1 千人あたりの発生件数は 4.0 件（前年度 4.3）件となっています。

　小学校 11,468 件（前年度 10,896 件），中学校 35,683 件（前年度 40,246 件），高等学校 7,091 件（前年度 8,203 件）と，小学校のみ，その発生件数が増加しており，暴力行為の低年齢化が進行していることは明らかです（表 3-9）。学年別の加害児童生徒数も参考として掲載しておきます。

第3章 崩壊しつつある地域

表3-9 学校内外における暴力行為発生件数

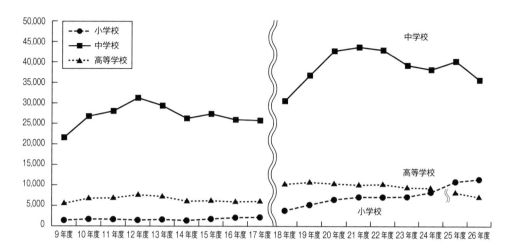

	9年度	10年度	11年度	12年度	13年度	14年度	15年度	16年度	17年度	18年度	19年度	20年度	21年度	22年度	23年度	24年度	25年度	26年度
小学校	1,432	1,706	1,668	1,483	1,630	1,393	1,777	2,100	2,176	3,803	5,214	6,484	7,115	7,092	7,175	8,296	10,896	11,468
中学校	21,585	26,783	28,077	31,285	29,388	26,295	27,414	25,984	25,796	30,564	36,803	42,754	43,715	42,987	39,251	38,218	40,246	35,683
高等学校	5,509	6,743	6,833	7,606	7,213	6,077	6,201	5,938	6,046	10,254	10,739	10,380	10,085	10,226	9,431	9,322	8,203	7,091
合計	28,526	35,232	36,578	40,374	38,231	33,765	35,392	34,022	34,018	44,621	52,756	59,618	60,915	60,305	55,857	55,836	59,345	54,242

（注1）平成9年度からは公立小・中。高等学校を対象として、学校外の暴力行為についても調査。
（注2）平成18年度からは国私立学校も調査。また、中学校には中等教育学校前期課程を含める。
（注3）平成25年度からは高等学校に通信制課程を含める。

表3-10 学年別加害児童生徒数のグラフ

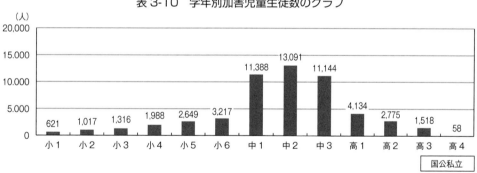

　暴力行為の内訳ですが,「対教師暴力」は8,835件（前年度9,743件）,「生徒間暴力」は32,423件（前年度34,557件）,「対人暴力」は1,452件（前年度1,581件）,「器物損壊」は11,532件（前年度13,464件）となっており,「対教師暴力」「生徒間暴力」の多さが目立ちます。また,暴力行為が発生した学校数については,9,343校（前年度9,700校）,全学校数に占める割合は25.5%（前年度26.3%）となっています。

　生活場面で暴力を目撃したり,被害にあうことにより,基本的な安心感や自己肯定感が低下することは間違いありません。

3　いじめ

　平成25年に「いじめ防止対策推進法」が施行され，学校にはいじめ対応の組織が常設され，地方公共団体は，いじめ問題対策連絡協議会を置くこととなりました。同法による現在のいじめの定義は「当該児童等と一定の人的関係にある他の児童等が行う心理的または物理的な影響を与える行為（インターネットを通じて行われるものを含む）であって，当該行為の対象となった児童等が心身の苦痛を感じているもの」です。実際の行為だけではなく，被害者の心身の苦痛がその定義に大きく影響を与えることになっています。

　平成26年度「児童生徒の問題行動等生徒指導上の諸問題に関する調査」および「『いじめ』に関する調査等結果の訂正」によれば，小・中・高等学校および特別支援学校における，いじめの認知件数は188,057件であり，児童生徒1千人あたりの認知件数は13.7件となっています。認知件数の内訳としては，小学校122,721件（前年度118,748件），中学校52,969件（前年度55,248件），高等学校11,404件（前年度11,039件），特別支援学校963件（前年度768件）の合計188,057件（前年度185,803件）となります（表3-11）。

　認知件数は，いじめによる自殺報道や社会的関心の高さ，加えていじめの定義の変化によって大きく変化しています。

4　児童生徒の自殺

　これはあくまで学校から報告があったものですが，平成26年にも230名の児童が自らの命を絶っています（表3-12）。文部科学省のホームページ（http://www.mext.go.jp）では，「子どもに伝えたい自殺予防（学校における自殺予防教育導入の手引）」および「子どもの自殺等の実態分析」等，自殺予防教育の導入についてその必要性が検討され，子どもの自殺に関する資料が整理されています。

表3-11　いじめの認知（発生）件数の推移

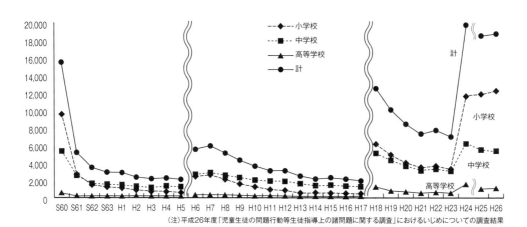

（注）平成26年度「児童生徒の問題行動等生徒指導上の諸問題に関する調査」におけるいじめについての調査結果

表3-12 児童生徒の自殺の状況

(単位：人)

区分	49	50	51	52	53	54	55	56	57	58	59	60	61	62	63	元	2	3	4	5	6	7	8	9	10
総数	277	290	288	321	335	380	233	228	199	237	189	215	268	170	175	155	141	121	159	131	167	139	143	133	192
小学生	−	−	−	10	9	11	10	8	8	6	12	11	14	5	10	1	5	5	3	4	11	3	9	6	4
中学生	69	79	72	89	91	104	59	74	62	83	66	79	110	54	62	53	385	43	68	40	69	59	41	41	69
高校生	208	211	216	222	235	265	164	146	129	148	111	125	144	111	103	101	101	73	88	87	87	77	93	86	119

区分	11	12	13	14	15	16	17	18	19	20	21	22	23	24	25	26
総数	163	147	134	123	138	136	103	171	159	137	165	156	202	195	240	230
小学生	2	7	4	3	5	4	3	2	3	1	0	1	4	6	4	7
中学生	49	49	37	36	35	31	25	41	3.4	36	44	43	41	49	63	54
高校生	112	94	93	84	98	91	75	128	122	100	121	112	157	140	173	169

(注1) 昭和51年までは公立中・高等学校を調査。昭和52年からは公立小学校、平成18年度からは国私立学校、平成25年度からは高と学校通信制課程も調査。
(注2) 昭和49年から62年までは年間の数、昭和63年以降は年度間の数である。
(注3) 平成26年度総数の内訳は、国立0人、公立182人、私立48人である。
(注4) 学校が把握し、計上したもの。

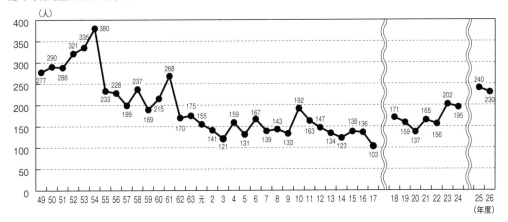

まとめ

　ここでは、児童期・学童期の子どもたちを取り巻く状況の一部の統計データ（不登校、校内暴力、いじめ、自殺）をとりあげました。

　あくまで数値化し、目に見える形で取り上げられるのは、大人が問題行為として認識できたものの一部でしかありません。問題を抱えていると認識されていない子どもたちがたくさんいるのではないでしょうか。あるいは一つの問題の陰にたくさんの問題が隠れていることも想定されます。

　例えば、不登校の背景に、家族の病気や家族間の不和、経済的な問題があるということが少なくありません。小さなうちは家の事情を包み隠さず話すこともあり、親として恥ずかしい思いをすることもあるかもしれません。しかしながら、多くの子どもたちは自分の家族の抱える問題について、大人からは見えないように、他の子どもからも気づかれないように、心の風呂敷に包みこんで普通を装って過ごすことを身に付けていきます。彼らが思春期に差し掛かり、自分と他者との関係を強く意識するようになったり、自分のこれまでのやり方が通用しなくな

ると，身体症状（腹痛，頭痛，倦怠感など）を出したり，抑うつ的になったり，すべてのことに無関心になることもあります。また，機を同じくして，友人関係や部活の人間関係のトラブルが起こり，それが不登校のきっかけになることもあるかもしれません。

今回，取り上げた問題についての取り組みが各地で進められています。多問題家族については多職種チームによるアプローチがなされています。また，問題のある子どもだけを対象にするのでなく，学校や学年の子どもたち全員を対象として，啓発活動や体験学習などが進められています。そういった意味では，教育の現場においても医療や福祉的な視点での支援が必要とされています。

多機能型精神科診療所は医療と福祉の両面のノウハウを蓄積することができます。当法人は浜松の3つのNPO法人（E-JAN，プラットフォーム，すまいる）と連携をとりながら，地域の子どもたちの育ちを教育，医療，福祉面で複合的に支援できればと考えています。

Ⅲ　高校中退・ニート・ひきこもり

文部科学省によれば，現在，通信制を含めた高等学校への進学率は97％を超えています。一方で，約2％強が中途退学しています。平成21年度の青少年白書によれば，中途退学後約4年が経過した時点での調査で，「仕事をしている」と回答した人が約半数（47.6％），次いで「仕事にはついておらず，学校にも行っていない」が約2割（20.8％）となっています。当調査は，回答率が約10％であり，中途退学に対する回答に，抵抗やバイアスがあることを勘案すれば，実際の数値は，無業よりに偏っているのではないかと考えられます。総務省の就業構造基本調査（平成19年）では，20歳から24歳までの無業者のうち，家事も通学もしていない人の割合は5.9％であったことから，中途退学者が無業状態になる割り合いは高いと考えられます。

ニート（Not in Education, Employment or Training, NEET）という用語は，2004年に玄田・曲沼の共著「ニート―フリーターでもなく失業者でもなく」により用いられました。しかし，「ニート」という用語が，「働く意欲がない」というイメージを広げた（本田 2006）との指摘もあります。そのためか，最近の報告書では，「若者無業者」という用語が増えています。いずれにしても，我々の関心は，中途退学，若者無業者（もしくはニート）以上に深刻な，ひきこもる若者の増加にあります。

就労や社会参加の機会を失い，家族や地域社会との接触を断ち，自宅にひきこもる若者が急増しています。川上・竹島ら（2006）は，約26万世帯にひきこもりが存在し，高塚・吉川ら（2010）は，約70万人のひきこもり者がいるという研究報告をそれぞれに示しています。ひきこもりの定義は複数存在しますが，国や自治体が施策の根拠として採用することが多いのは，川上・竹島ら（2006）の定義，「ひきこもりとは，仕事や学校にゆかず，かつ家族以外の人との交流をほとんどせずに，6カ月以上続けて自宅にひきこもっている状態」です。

Koyamaら（2010）によれば，ひきこもりを経験した回答者の54.5％は，それらの一生の間に精神障がいを経験しており，気分障がいのリスクが6.1倍との報告があり，斎藤・近藤ら（2010）

による「ひきこもりの評価・支援に関するガイドライン」では，背景に精神障がいがある可能性へ留意することがあげられています。発達史の観点では，36%が「広汎性発達障がいや精神遅滞などの発達障がい」と診断された（斎藤・近藤ら，2009）との報告があり，生活史上の観点では，ひきこもり状態になったきっかけとして，「職場になじめなかった」，「就職活動がうまくいかなかった」の両者を合わせると44.0%であることから，就労体験の失敗が，生活史上の危険因子であり，「不登校（小学校・中学校・高校）」（11.9%）や「大学になじめなかった」（6.8%）も重要な危険因子である（高塚・吉川ら，2010）との報告もあり，ひきこもりは，メンタルヘルス上の懸念の大きい一群であるといえます。一方，45.5%は併存精神疾患のない「一次ひきこもり」（Koyama et al., 2010），恣意的かつ選択的な行動パターンを示している者は，一定程度の精神的健康度が保持されている存在（高塚・吉川ら，2010）とも報告されています。

　NPO法人E-JANは，平成20年度，5人のひきこもり状態の方へのボランティア訪問を，開始しました。浜松市は，平成19年に政令市になり，精神保健福祉センターを開設しました。平成21年度から，ボランティア訪問を吸収する形で，「ひきこもり地域支援センター」を開設しました。ひきこもり当事者や家族の一次相談機能を精神保健福祉センターが担う一方で，訪問支援や交流スペース（居場所機能）をNPO法人E-JANが担うという官民協働のスタイルで支援の輪を広げてきました。また，同NPO法人では，同じフロアーに「地域若者サポートステーション」を併設しています。

事例1：26歳　男性

　中学3年の始業式から不登校状態。その後，何回かの短期就労を試みるが，20歳から本格的に，ひきこもり状態。深夜週1回程度は，自転車でコンビニなどへ外出する程度。ひきこもりの原因は不明。幼児期から，他者との交流が乏しく，第一次反抗期，第二次反抗期もなく，育てやすい子であった。また，夫婦間の会話はほぼ無し。本人と母親の関係はややあるものの，父親とは年単位で会話は無かった。本人は，相談機関への来所には拒否的なため，母親が月に一度行政機関（精神保健福祉センター）に来所相談していた。

　本人22歳のころ，母親は家族会に参加するようになり，初めて気持ちを吐き出すことができ，また他の家族の対応から，今までは夫の目ばかり気にしていたことに気づいていき，自分なりの関わり方で声かけを続けた。本人24歳の頃，ひきこもり相談支援事業所の訪問支援を受けるようになり，25歳で交流スペースへの参加をし，2年後地域若者サポートセンターの支援を経て，アルバイトを開始した。

　このように，NPO法人は行政と協力して支援の仕組みを作り，機動力を活かして支援を行っていくことが可能です。また，クリニックが検討委員会に参加し，後方支援をしてくれることで，医療や福祉を提供する必要のあるケースへの対応が早くなります。これも，多機能型の効果と考えられます。

ワンポイント：フリースクール，サポート校

不登校やひきこもりの子どもをサポートする教育機関として，フリースクールやサポート校があります。

フリースクールは，個人やNPO法人などが運営しています。学校復帰を目的としたり，発達障がいの専門的な支援を行ったり，経営目的や理念によって特徴がみられます。地域の学校と連携し，フリースクールへの登校が学校の出席日数として扱われるところもあります。

サポート校は，学習塾や予備校を運営母体に持つところが多く，通信制の高校などに所属する生徒のサポートをしています。こちらも学校ごとに特色があり，単位取得のための指導が主なところや，学習以外の活動が充実しているところ，普通の学校と同じような雰囲気のところなどさまざまです。

子どもたちも親御さん方も，学習や，社会生活についての不安を常に抱えています。子どもの状態や特徴に合わせ，人や社会と関わる体験ができたり，生活に必要な知識を学んだりすることはとても大切です。

（大高愛）

コラム：何が起こっているのか，素直に見てみると

この30年で，精神科領域では新しい病気，病態が出現しています。あるいは，あまり目立たなかった病気が爆発的に増えています。それに対して，いろいろ読者なりに仮説を持ってみたらいいのではないでしょうか。私なりの，妄想を述べてみます。

例えば，発達障がいというより発達の凸凹という状態が増えています。20年30年前は，児童外来の子たちのWISC（児童の知能検査）をとっても，下位項目の凸凹はほとんど目立ちませんでした。しかし，今はバランスのいい子たちはほとんど見られません。私は，子どもたちのコミュニティが機能しにくくなり，子どもたちが地域ではなく家で暮らすようになったことが，凸凹の大きな原因だと思っています。隣の家とも共有する文化は乏しく，それぞれが微妙に異なる世界で生きています。子どもたちは自分の得意なところを駆使して世界（周囲の状況）を理解しようとしています。偶然有効だった方法で理解しようとしています。そのためその子ども独自の認知プロフィールができるという要素があると思っています。

社会参加していなくても，生存競争に参加していなくても，生命は保証され傷つくことから守られる状況もあります。これは何につながるのでしょう。不登校，ひきこもりですね。これらも，救われればとてもいい経験になります。

食べ物を自分の万能感の道具，自分の存在感を実感するための道具，不安を紛らわす道具等に使えるほど食べ物の価値が低くなっている社会では，摂食障がいが増えるのも当然という気がします。

これからは，悩むこともできずに行動化や嗜癖，あるいは解離や機能停止といった混乱の仕方をするのでしょう。この先は何があるのでしょう。考えるだけで恐ろしくなります。やみくもに壊す衝動でしょうか。反動でとても清潔潔癖なヒステリックな世界でしょうか。もうそうなっているのかもしれません。

（大嶋正浩）

Ⅳ　家庭の崩壊

「家庭」の中では図3-1にあるようなさまざまな問題が起こりえます。それは特別なことではなく，地域の中に存在する身近な家庭の中で起こっていることです。

多機能型精神科診療所として地域支援を行う中では，「障がい，疾病のある方」に焦点を当てて関わりを持ち始めることが多いです。ところが，本人の支援のために家庭に入ってみると本人単独の生活課題だけではなく，世帯の中に複数の生活課題が絡み合い生活が成り立たなく

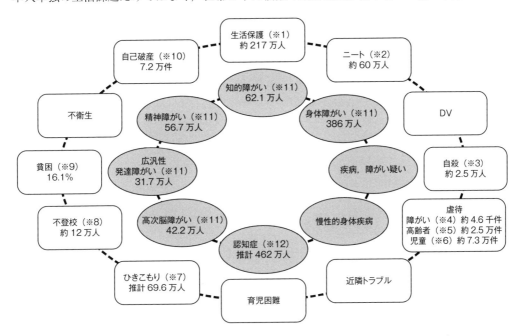

※1：厚生労働省　生活保護の被保護者調査（平成27年10月分概数）生活保護受給者数2,166,019人
※2：総務省統計局　労働力調査（基本集計）（注1）ニートの定義は15歳～34歳の非労働力人口，家事も通学もしていない者
※3：警察庁自殺統計（平成26年）25,427人
※4：平成25年度「障がい者虐待の防止，障がい者の養護者に対する支援等に関する法律」に基づく対応方法に関する調査
　　養護者による障がい者虐待についての対応状況等「相談・通報件数4,635件」
※5：平成25年度「高齢者の虐待の防止，高齢者の養護者に対する支援等に関する法律」に基づく対応状況等に関する調査
　　養護者による高齢者虐待についての対応状況「相談通報件数25,310件」
※6：厚生労働省　平成25年に児童相談所で対応した児童虐待相談対応件数73,765件（速報値）
※7：内閣府平成22年2月「若者の意識に関する調査（ひきこもりに関する実態調査）」（広義のひきこもり）
※8：文部科学省平成26年度学校基本調査（速報値）小学校，中学校を合わせた数値
※9：厚生労働省　平成25年国民生活基礎調査　平成24年相対的貧困率
※10：司法統計　平成26年自己破産件数総数　72,913件
※11：厚生労働省　平成23年生活のしづらさなどに関する調査（全国在宅障がい児・者等実態調査）結果
　　　精神，知的，身体障がいに関しては手帳所持者数
※12：厚生労働省研究班推計（2013）

図3-1　家庭の中で起きるさまざまな問題

なっている状況を目のあたりにすることが少なくありません。

　例えば，家庭内の状況として，配偶者や親，子どもも何らかの障がいや疾病を抱えており，家庭内でキーパーソンとして動くことができる人がいない，障がいや疾病があるかはわからないが，社会適応できず家庭内にひきこもっている家族がいる，家族は抱え込みながら，不安を抱きながらも数十年にわたって問題を抱え込んでおり，それがあたり前の生活として固定化されてしまっているなどです。

　そうした家庭の中では絡み合った課題が徐々に大きくなり，極端な貧困や不衛生，ひきこもりや不登校，DV，自殺未遂，養育や介護ができず虐待に至るなどの目立った状況が起きてきます。

事例2：認知症の母親（70代）と 未受診だが精神症状が顕著な娘（50代）の2人世帯

　娘は，大学卒業後，一旦は就職するものの会社での対人関係が上手くいかず数年で退職。この頃より「周囲から見張られている」等の妄想があったが，自宅内で家事手伝いとして生活し，外部との接触も極端に少なく受診には結びつかなかった。以後，自宅閉居の生活を継続。母親が60歳代後半頃より認知症の症状が出始めていたが，認知症としての受診はできておらず，夜間徘徊などにも娘が対応していた。娘が行う介護は十分とはいえなかった。持ち家のため家賃はかからない。ただし，収入は母親の老齢年金のみであり食べるものもままならない状態であった。「水道水に毒物が混入している」と水道水は使わず，宅配水を使用し，入浴等はほとんど行わない，犬，猫を数匹飼っており，放し飼いのため，自宅内は糞，尿にまみれ，異臭がするなどの不衛生状態。また，改築業者を名乗る人物が自宅に出入りしており，お金になりそうな家財などを「売ってお金に換えてあげる」と言われ持ち出されてしまうなど，詐欺被害にあっている状態であった。近隣住民が夜間も電気がついていない状態を心配し，民生委員経由で支援につながっている。

事例3：統合失調症，PTSDの母親（40代）と 不登校の長女（小5）長男（小4）の3人世帯

　母親は，幼少期より父親の虐待を受け生活，20代後半で結婚するものの，夫からのDVを受けていた。夫からのDVが激しく逃げようと考えていた中で妊娠。出産後もDVは激しくなる一方で，交番に逃げ込み怪我の治療をした際に第2子の妊娠が発覚。夫は別の傷害事件で逮捕，離婚となった。強い不安感等あり，母親は精神科受診に至った。長女は幼少期より，音への敏感さや細かい物事へのこだわりが見られた。長男は幼少期，特別気になることはなかったとのことだが，両児童共に不登校となり，暴力，暴言が激しくなった。それを受け，過去のDVを想起した母親は多量服薬を繰り返す状態が続いていた。金銭面では生活保護を受給してはいるものの，計画的な管理ができず，未払いのものが重なっており，自宅内も母親の意欲が乏しく，猫も何匹も放し飼いにされ，異臭がし，ゴミ屋敷状態となっていた。外部の関わりに抵抗感を示すことが多かったが，スクールソーシャルワーカーが関わり，関係作りをする中で，当法人の支援につながっていった。

事例2, 3のように，地域の中では問題が大きく表面化するまでは存在を知られることなく，あるいは知られていても支援を促しきれず，長期に渡り経過することが多いように思われます。そういった中では，支援に拒否的であったり抵抗感を露にすることも少なくありません。

こうした家庭の多くに言えることは，家族以外の第三者との関わりがない，あるいは極端に少ないことが家庭内の生活課題の悪化につながっているということです。

第三者との関わりがあるということは，それだけ情報を得る機会を多く持つということになります。もちろん情報を得るだけでなく，情報の中から選択し，使う力が必要になることは言うまでもありませんが，孤立せず，社会とつながっていられる世帯員がいることで，情報を得て，選択しながら生活の方向性を考える機会となります。

そういった第三者と関わり，社会とつながっていくことが少なくなっている状況の背景には社会的な要因も大きく影響しているように思われます。

人が生活する中で一番小さな社会は「家族」です。しかし，核家族化や婚姻率の低下，離婚率の増加などが進むにつれ，おのずと世帯としての社会との接点は少なくなっていきます。その他，学校，職場，自治会など隣近所との関係性についてもいじめ，不登校，ひきこもりなどの増加，ニート，フリーターなど非正規雇用労働者の増加，転居が多く地元との縁があまりない等，世帯員がつながっているそれぞれの社会がぶつ切りに切れてしまっている状況といえます。

V 地域の崩壊と多機能型精神科診療所

虐待の増加，発達障がい児の増加，<u>精神障がい</u>（精神障がい者手帳や障がい者年金を持つ人）の増加，子どもたちの貧困率の上昇，少子化傾向など近年話題になっていますが，根っこは一つかもしれません。もちろんその根っこの原因は多様ではあるのでしょうが，全世界の傾向である部分もありますし，日本が他国よりも深刻な部分もあります。今回さまざまなデータや，地域の実情を示して地域が崩壊していることを示しましたが，どう感じたでしょうか。豊かだったはずの日本がどうしてこうなったのでしょうか。

私たちは，地域精神保健福祉の最前線の仕事をしている中で，精神障がい者や子どもたちを通してありのままの日本を見ています。地域から見える日本はお世辞にも豊かだとは言えません。こころの豊かさという面ではどんどん収縮していっているのではないでしょうか。あたり前のやさしさ，自分以外の人への配慮，人の痛みへの共感，困ったときに助け助けられる関係，もっとざっくり言えば人の温かさを感じる機会が減っているのでしょう。どの状況も，子どもがこの日本に生まれてよかったと思い，将来に希望が持てるところからはほど遠く，結果として二次障がいといわれるようなさまざまな問題が生じ，家庭は機能しなくなり地域の崩壊につながっていると思われます。最近起きたことではなく，戦後の高度経済成長を通してひたひたと忍び寄ってきて，最近爆発的に顕在化している事態だと思います。これらに対する対抗策の構築がまだまだ日本は遅れているような気がします。

昔の地域には戻れません。しかしながら，人と人のつながりや支え合う気持ちは福祉や地域

活動の中に見つけることができます。また，医療ももともと無償の愛のもとに発展してきたはずです。地域の人々を守るという点では，元をたどれば福祉も医療も同じだと思われます。こういった地域の崩壊状況に対して，多機能型精神科診療所という地域に責任を持った医療，福祉，地域活動の集合体が一つのモデルとして機能するのではないかと考えています。

(医師　大嶋正浩)
(臨床心理士　濱島　努)
(臨床心理士　野呂耕助)
(臨床心理士　精神保健福祉士　大場義貴)
(精神保健福祉士　岸　直樹)

第4章
多機能型精神科診療所の胎動期

I　最初から多機能型を考えていたわけではなく……

　開院するとき，多機能型のような展開や構想がはじめから頭の中にあったわけではありません。最初は，自分一人で人の人生を受け止めることへの怖れ，自信のなさでした。さまざまな人生を生きてきた人たち，さまざまな困難を抱えている人たちと付き合うには，覚悟が必要です。そこで思いついたのが，スタッフにいろいろな人たちを配置することでした。さまざまな人への支援をすることが可能になる，これしかないと思いました。後で考えると，病棟での治療のイメージを引きずっていた面もありますし，一人で仕事をするのが寂しかったという理由もあります。デイケア，心理カウンセリングを当初から施行したのは，病棟に近い機能を持とうとしたのかもしれません。

II　当初，地域との関係はどう作っていったのか

① 患者を紹介するときに作業所を訪問しました。
② 地域の福祉関係の人たちと定期的な会食を持ちました。
③ 福祉の運動会などのさまざまな催しにデイケアのメンバーを参加させてもらいました。
④ 地域の方にクリニックに出入りしてもらい，私たちの実践を知ってもらう機会を作りました。休憩室でよく飲んだり食べたりしていました。
⑤ 地域の作業所等のスタッフに非常勤職員としてデイケアを手伝ってもらったり，当院のスタッフをできたばかりの作業所立ち上げのお手伝いに派遣したりしていました。これらは，顔の見える連携となりました。
⑥ レクリエーション指導者にデイケアに入ってもらったり，地域の人とバンガローの協働運営をしました。
⑦ 初年度から，地域に開かれた納涼会を催しました。近所の酒屋さんは地域との橋渡しをしてくれました。彼は今も納涼会を盛り上げてくれています。
⑧ クリニック内で行っていた症例検討会を地域へオープンなものとしました。現在はNPO主催で続いています。
⑨ 精神障がい者親の会の活性化や親の会での作業所設立のお手伝いをしました。
⑩ 不登校の子の集まりを日曜日にボランティアで行っていました。しかし，人数が増え手に余るようになったので，その後水曜の会として不登校親の会と共に運営しました。

Ⅲ 地域との精神保健福祉の連携は……

　地域で患者が気楽に楽しめる，つまり，仲間と連れ立って買い物や遊びに行ったり，お互いの家を訪問したりというイメージが頭の中に先行してありました。そこで，知り合った人たちに，一緒に精神保健福祉を考えていこうと呼びかけ「遠州精神保健福祉を実践する会」と称して月一回の会合を始めました。福祉施設の職員，精神障がい者親の会の人，民生委員，ボランティア，および当院のスタッフで構成されていました。ここに，浜松医大の看護学校教授に赴任してきた川崎市の保健師さんが参加しました。この方は，川崎リハビリテーションセンター（精神科社会復帰の草分け）で働いていた方でした。その人の励ましで，この会を市民の会として拡げ活動を始めようということになりました。平成7年から，無償で譲ってもらったマイクロバスで先進地の見学等に行っていましたが，実際は事業の拡大や地域への展開について，スタッフはまだ後ろ向きでした。しかし，市民の会の活動準備をしているうちに，地域に援護寮と生活支援センターが必要だろうという話になったときに，スタッフからやりたい，という声が上がったのです。それまで，私（院長）がいかに誘おうとその気にならなかったのが，将来の地域のイメージをスタッフ同士で話しているうちに，スタッフが先のイメージや夢を持つ，という気持ちが，多機能への第一歩だと思います。

　遠州精神保健福祉を進める市民の会は，地域のさまざまな人を巻き込み，平成14年にはNPOとなり，現在まで続いています。平成14年の法人化までは，当院が全面的にバックアップしてさまざまな啓発事業を行いましたが，NPOになってからは次第にボランティア中心とした活動となり，最近では各種福祉事業も受託しています（後述）。

・●コラム：地域へ広がるには●・

　多機能型とは，既存の枠を飛び出し，必要なものは何でも使って地域に責任を持っていくということのような気がします。今考えると，当時は自分たちの組織を意識するよりも，いかに人を巻き込んでいくかに腐心していました。福祉関係の人，レクリエーションの指導者，床屋さん，親の会，当事者，教師，ボランティア，だれでも一緒に参加していただける人には声をかけていました。また，そういう人が参加しやすい，受け皿を作ることにも配慮していました。いろいろな意見の人がいますが，もっと障がい者の生きやすい地域を作ろうという点で共感してくれる人ばかりでした。もちろん意見や意識の共有ができない部分はそのままにしておきました。ただ，口だけの人，文句ばかりの人，攻撃的な人とは，一緒にやってもそこにエネルギーを割くのはもったいないと思い，避けていたと思います。22年経って振り返ると，地域の財産になるような人が数多く見つかりました。

（大嶋正浩）

（医師　大嶋正浩）

第5章
多機能型精神科診療所の模索期（平成10年から19年）の概観

　平成10年に援護寮，生活支援センターを始めたところが，多機能型の展開が出発点です。仲間として，福祉関係との関わりも次第に増えていきました。

I　主に福祉部門

1　援護寮（制度は終了：24年3月までに新体制移行）

　開所当時のスタッフは病院での勤務経験のない，若い精神保健福祉士や心理士が主体でした。私が唯一病院治療を経験していますが，他のスタッフは手探りでした。地域の精神保健福祉関係者にとっても，精神障がい者の病院以外への入所の経験はなく，周囲の病院も援護寮をどう利用していいのか戸惑い，われわれもどうしていいかわかりませんでした。その結果，地域の現場では難しい患者，何が起こるかわからない患者は断られていました。しかし，それでは地域も寮もどのように援助していくのか，という経験の積み重ねができないと判断し，暴力と依存症以外はすべて受けましょうと決めました。われわれの力量に余るときには，どんどん病院にSOSを出し，問題を共有し解決を図りました。私自身が病院臨床で会ったケースの中でも重いと思われる程度の方がどんどん入所してくるようになりました。躁状態になると保護室のトイレを破壊してしまうような方，まだまだどっぷり幻覚と妄想に入っている方，境界例の症状まっただ中の方，解離症状が激しい方等です。

　「退院したい，社会復帰したい」という方すべてが具合の良い方ではありません。社会復帰したいという人の中には病棟になじめず，人になじめずに大変な方が多いのです。病院としては，社会復帰したいと言うから援護寮に紹介する，という流れでした。大変でしたが，この一群をしっかり見ることで，①スタッフももまれ訓練になる，②病院に「援護寮も意外とやるな」と思ってもらえる，③利用者の問題を切り口に病院との話し合いの機会を多く持つことができる，などの利点があります。ただ，ご本人の地域生活に移行したいという意思だけはしっかり確認するようにしました。援護寮は2年以内に地域に出るということが条件なので，アパート生活をする方が毎年一定数増えていきます。その方たちの生活の援助も大きな仕事になっていきました。

2　生活支援センター（制度は終了：18年10月に新体制移行）

　生活支援センターは，スタッフのやる気があれば何でもできました。生活支援センターの業務は，現在では，相談支援，就労支援，住居支援，訪問支援，居場所づくり等と，細かく切り

分けられていますが，当時はそれらをすべて行っていました。法律が変わり，急に細分化されました。細分化がいいのかはわかりませんが，やるべきことがわかりやすくなったということでしょうか。

若いスタッフは皆，よりいいことをしたい，やれることをできる限りしてあげたいという熱意があります。「どこまででもやっていいよ」という方針を出すことでモチベーションはとても上がります。危険なことですのでハラハラですが，何かあるたびにフォローをします。若いスタッフも経験の積み重ねをし，最低限このぐらいは気をつけましょうという心得が育っていきます。

3　就業・生活支援センター／就労支援センター

生活支援センターの活動の中で，就労支援が突出して盛んになりました。これは，就労支援が大好きなブルドーザーのようなスタッフがいたおかげです。

当時の保健所の通所リハビリテーション事業での訓練先は，一見安定した協力事業所に見えましたが，工賃が安く，搾取しているようにも感じられました。とにかく患者の仕事量に応じた工賃であること，企業側には福祉に貢献しているというプライドを持ってもらうことが大事であると打ち出し，その線で，賛同してくれる企業を開拓しようと決めました。瞬く間に農家を中心に多くの中小企業が参加してくれました。平成16年に行政からの情報もあり，就業・生活支援センターの運営を始めました。

その翌年，市の持っていた保養所のビルを何か使えないかという相談がありました。「福祉のアパートみたいにすればいいのでは」と気軽に提案したところ，それが通ってしまい，市からその施設の中に浜松市単独の就労支援センターを設置するという情報がありました。行きがかり上応募しましたが，最初の話よりスタッフ数は少なく，とても大変な事業になってしまい，スタッフは無理をして就労訓練の場を作り（法定外）就労支援をしていました。

4　グループホーム

グループホームの最初は，作業所で知り合い，非常勤で来てもらっていたスタッフの庭にグループホームを建て，貸してもらったことから始まりました。その後，空いている古い工場の寮，空きマンションの2つ計6室，当院の事務長の社宅が空いた後というように，4か所になっています。地域の反対に合わず，良好な運営ができています。

5　地域に向けての活動

皆で，この地域を作っていくということを基本に据えて活動をしました。診療所という医療機関が福祉を含め地域に出てくるのはあまり例がなく違和感があったのでしょう。NPO法人や他の施設を巻き込んでいろいろなことを試みました。「だんだん（当法人）」と「NPO法人遠州精神保健福祉をすすめる市民の会」が中心となって，平成15年から3年ほど退院促進の事業を受けました。地域の他の福祉施設も巻き込み，症状の重い方たちの退院支援を経験しま

> **•• コラム：グループホームの設立 ••**
>
> 　グループホームの設立時には，しばしば反対に出合います。普通の生活者ですし，特に危険であるわけでもないのに地域の許可を求められます。しかし，行政は住民の許可が必ずしも必要なわけではないが，あることが望ましいと言います。地域によって違うでしょうが，多くはそういう姿勢でしょう。地域との連携は，賛同してくれる人とタッグを組めばいいのですが，グループホームでは地域の人を選べません。当然偏見があったりグループホームなどなければいいと思う人も多いものです。まず理解を求めることが最優先です。反対派の人のところへ通って仲良くなって状況が一変したこともあります。それでだめなときは戦ったりしても仕方がありません。より，可能な機会を見つけ可能な場所で展開することを考えることも必要です。例えば地域とよくコミュニケーションが取れている大家さん，障がいに理解のある自治会，あるいは理解のある自治会の役員がいるところなどがうまくいくことが多いと思います。
>
> 　　　　　　　　　　　　　　　　　　　　　　　　　　　　　　　　　　　　　（大嶋正浩）

した。われわればかりがいろいろな事業を展開して目立つという批判がくすぶっているのを聞いて，他の機関に譲りました。広く地域で伸びていくことを期待しました。

　また，精神障がい者関係の福祉施設の連絡会を作り，もっと行政に提案したり実践したりすることを期待しましたが，なかなかうまくいきませんでした。そこで，より地域のスタッフそれぞれが前向きに将来の地域のイメージを作ることの方が，効果があるのではないか，と考えを変え，NPOを盛り上げて，チャリティー映画祭，流しそうめん大会，芋煮会，行政との話し合い等，啓発と地域との交流を中心に進めました。一緒に活動をすることで，親近感が高まります。単なる同業者の会では，皆組織を背負っているので，なかなか同志にはなれないようです。そこで，組織を背負わないということで，「果樹園の風」という地域の若手の会を作り，テーマを決め，話し合ったり飲んだりしていました。いまは，NPO法人の若手の会とPSW協会の連携があることによって，地域のつながりも深くなっていると思います。

> **•• コラム：医療機関が福祉をすることへの理解 ••**
>
> 　良かれと思ってやることでも，外から見れば違う見方になります。福祉にまで進出して患者を囲い込むのではという不信感，医療がついていれば福祉だけよりも有利に決まっているのでずるい，医療では福祉の気持ちはわからない等々。どれも自分たちの行動をちょっと引いて外から見れば，そう考えられるのも想像がつきます。対応はそれらに抗弁するよりもわかりやすく行動で見せるしかないと思います。われわれはまず，クリニックと離れたところに福祉施設を作りました。車で15分と設定して探しました。また，できるだけ，他の病院や地域との関わりで患者を引き受けることを心がけました。さまざまな会でわかり合おうとしたのは記述のとおりです。医療と福祉が合体することは大きな強みではあります。やはり，しっかりした理念が必要であり，また時間はかかりますが，それを周囲に浸透させることが良い結果を生むと思います。
>
> 　　　　　　　　　　　　　　　　　　　　　　　　　　　　　　　　　　　　　（大嶋正浩）

> **・・コラム：医療機関が福祉事業に参入するには ・・**
>
> 福祉には第1種社会福祉事業，第2種社会福祉事業があります。第1種には，乳児院，児童養護施設，情緒障がい短期治療施設，障がい児入所施設，老人ホーム（特別，養護，軽費），第2種には，放課後等デイサービス，児童発達支援事業，児童家庭支援センター，相談支援事業，保育所，障がい者自立支援法に規定する障がい福祉サービス事業（就労支援等）や地域活動支援センター，老人のデイサービスや居宅介護事業等があります。つまり，措置（行政的の判断）が必要な事業とそれ以外にわかれています。第2種は医療法人等法人格があれば，参入できます。
>
> 具体的には，その事業に必要な要件（従事者の資格，人数，施設等）を調べ，行政に相談に行くのがいいでしょう。
>
> （大嶋正浩）

> **・・コラム：福祉事業の行政への申請 ・・**
>
> 今は届け出制のことが多く，当時の認可制とは趣が違います。届け出制は，基本的には，厚労省から出ている基準を満たせば運営を始めることができます。そういう点では今は非常に事業をはじめやすい状況といえます。
>
> 認可制のときは，行政とのコミュニケーションがとても大事になりました。担当者に，われわれの組織がその仕事を行うのに適していると思ってもらう必要があります。基準に合致することと同時に，担当者を安心させる材料を出す必要があります。われわれの場合，担当者が従来の古い大きい組織ではなく新しい組織として，推薦してくれたことに救われました。
>
> 届出制のもとでは，しっかり情報を集め基準に合うように準備することが肝要かと思われます。行政も3年程度で担当者が変わりますので，事業を理解していない方も多いようです。その際，すでに事業を行っている所からいろいろ情報をもらっておくことが大事です。
>
> （大嶋正浩）

> **・・コラム：福祉スタッフの養成 ・・**
>
> スタッフは丁寧で，腰が低く，でもちょっとずうずうしく，自分の考え判断を持っていて，自分の気持ちをだせる，有能でなくてもその人らしさがあればいいというのが当法人のコンセプトです。もちろん，結果としてですが，うちは不器用なスタッフが多く（発達障がいかな？），人との関わりでも失敗をよくしますが（本当は失敗してほしくはないのですが），しかし困ったり失敗したときには，素直に落ち込んだり報告できるスタッフが多いと思います。先輩を見ながら少しづつそんな感じになっていくのかなと思います。ただ，目の前の利用者に対し，ごまかさずしっかりと気持ちを感じとること，手を抜かないことを徹底しています。ときに疲れすぎたり落ち込むスタッフもいます。そういうときにはしっかり休んで，再度復活しています。そういうスタッフは，一回り大きくなっている場合が多いものです。
>
> （大嶋正浩）

Ⅱ 主に医療部門

1 幼児期，学童期デイケア

　不登校を主訴に来院しますが，不登校だけではなく，人と一緒にいることもできない子，腹痛やめまいというように一見重くない症状でも情緒的に育っていない子が増えてきました。そこで，より早期（幼児期）からのフォローができるクリニックになろうと考えました。そのため，子どもの情緒発達に沿った療育等の支援レベルを上げようと考え，発達を診ることができる腕のいい心理士を口説いて平成12年にスタッフとして招きました。2歳代からの療育グループと個別療育を15年にわたって行ってきました。今，その子たちが20歳近くになっています。彼らは発達障がい（自閉症）としては重いものを持っているにもかかわらず，穏やかで，周囲との協調性も持ち安定して生活しています。また，お互いをいたわり，気遣いもあり仲間としての実感を持っているようです。加えて，地域との連携のために，その心理士と地域の保育園の園長に世話人をお願いし，ビデオで提示する幼児の事例検討会開くようになりました。年6回，毎回80人前後の保育園等の先生が参加してくれています。

　教育と精神科の連携は，文化の違いから難しいものがあります。われわれは，こころ（自我）の成長や葛藤の整理を中心に考えます。現代の教育は，より理性的で，より周囲と協調し自我を抑えるように，つまりわがままや我を抑えるように求めます。当然どちらも必要ですが，心が行き詰ったときに頑張ろうとしても悪循環に陥るだけです。やはり気持ちをゆるめて再生する時間が必要です。

　クリニック開院当時，地域・学校では，不登校になったらまず休息というアドバイスは許されないことでした。校長会では，当院への受診はすすめないどころか，逆に通院をやめるよう親にアドバイスする話し合いがなされたりしました。もちろん理解してくれる教師もいました。子どもたちのために，必要なことは主張しつつも，病院も学校も子どものために動いているので，その溝を埋めるためにさまざまな取り組みをしました。先生たちには子どもたちのこころの有り様や今後の予測を伝え，共有できるところを探しました。平成14年に浜松市教育委員会の教育相談所のアドバイザーを受託し，子どものこころに理解のある先生と知り合い，以来現在まで付き合っています。教育相談の改革（事例検討の習慣化と心理士の配置）をお手伝いし，また，そこでさまざまな元校長先生とも知り合い，われわれの主張が教育に対し破壊的なものでも，邪魔をしているわけでもないことを理解してもらえました。また，教育委員会が行っている不登校児の適応指導教室（フリースペース）へスタッフをアドバイザーとして派遣し成果も見えました。地道に一人一人の先生に理解してもらうための活動をしました。当院では外来治療の経過中，必ず心理士が学校に訪問して，学校での子どもの様子を見たうえで先生方と話し合うようにしました。どんどん知り合いの先生は増えていき，勉強会にも出席してくれる方も増えてきました。

　院内では，小中学生のデイケアを行ってきましたが，次第にさまざまな病態，発達障がい傾向が強い子たちが増えてきました。簡単に仲間になれない状態がみられたため，暴れん坊のグ

ループ，物を介して関わるグループ，穏やかで遠慮しすぎる子たちのグループなど，コミュニケーションの取り方など特徴にあわせたグループを曜日ごとに設定しました。その結果，グループは定着し仲間づくりがスムーズになってきました。

2　思春期デイケア

　思春期の活発なデイケアでは，カウンセリングなどで個別的関わりがある程度できるようになった子たちを中心に，まだ，混乱している子も含めさまざまな病態の子が参加しています。自分を受け入れる，周りの人たちを受け入れる，人と一緒にいられるなどを目的にさまざまなメニューを設定して活動しています。このデイケアが，当院の核の部分であり，このメンバーたちを地域でどう暮らせるようにするかが，当院の多機能への出発点でした。運動での発散，登山，キャンプ，川遊び，ハードなハイキング等体を使ったメニューや，コントグループ，映画グループ，バンド演奏，カラオケ，絵画，茶道，各種ゲーム，料理，お菓子作り等その時々の対象者に合わせさまざまなメニューをスタッフが自由に組み上げていき，プログラムを固定はしませんでした。スタッフも，思春期の子どものようにさまざまな感情を出し，悩み，怒り，感動し，楽しみ，笑い日々を過ごしています。

　しかし，子どもたちのこころの中には常に将来への不安や，人への怖れ，自分への自信のなさがあります。やはり，自分が実体験をし，このぐらいならできるということが積みあがることがとても大事なことになります。もちろん，失敗体験も多くしますが，守られた中で失敗することがトラウマにならずに次につながることです。丹念に，そういう体験を用意したり，あるいは偶発的な出来事をしっかりとフォローすることでいい体験にしていくという作業をします。就労体験，就労実習も次第に増えていった時期です。デイケアとは，そういう場合の安全基地のようなものです。出たり入ったりすることが可能であるという仕組みも必要です。

3　心理カウンセリング

　幼児から思春期，就労まで心理士の関与は必要に応じて行っています。一対一の関わりがすべての基本にあると考えています。また，子どものこころの基本は乳幼児期の育ちに基づいているので，親と協働して育ち直しを少しでも経験してもらったり，幼いころの気持ちを再体験したり，新たな大人との関わりを経験してもらったりしています。各論で，詳しくは出てくるので，ここでは具体的な部分は述べませんが，心理士も個別の経験とデイケアや地域活動等を体験することで成長していくことを期待してシステムを組んでいます。また，デイケアスタッフや福祉部門スタッフも心理士と同様の人の観察を行います。親や祖父母の影響，家のあり方，乳幼児期の育ち，その後のさまざまなエピソードを総合してその人を理解するように努める訓練をします。

　これが多機能型精神科診療所の大きな利点だと思います。

> •● **コラム：専門外の人に出会うのも多機能型精神科診療所の利点** ●•
>
> 　以前，精神科領域の多くの専門家は，悪気なく今のままでもと思っていました。長期入院にしても，障がい者が自宅にこもっていても，就労の機会がなくとも，簡単にアパートに入れなくとも，それほど周囲の人は気にしてはいませんでした。そこには慣れや固定観念があるのでしょう。しかし，一歩そこを踏み越えると新しいものが見えます。また，一般の人がとても自然に彼らのサポーターになります。就労に関しては，こんなに農家が受け入れてくれるとは思いませんでした。専門家以上に，情のある丁寧な扱いをしてくれる人が大勢いました。アパートを親身に世話してくれる不動産屋さんや足しげく訪問してくれる民生委員さん，就労先のざっくばらんな同僚や上司です。基本は専門性よりもその人の人柄です。診察室にいるだけでは，見えてこない世界です。多機能型だからこそと思います。
>
> 　　　　　　　　　　　　　　　　　　　　　　　　　　　　　　　　　　　　（大嶋正浩）

（医師　大嶋正浩）

第6章
多機能型精神科診療所の展開期

　患者や利用者に対して，自分たちの考えられる支援や治療をするために，さまざまな展開を行ってきましたが，平成19年からは行政との関わりが増えたり，NPO活動が充実したり，必要な支援を戦略的に用意していったり，と，各スタッフが地域に独自に根を張り枝葉を拡げる機会が増えていきました。地域の人との関わりも今まで以上に拡がっていきました。ここでは平成19年から現在までの概要を示します。

I　行政との連携

　それまで，静岡県の社会福祉審議会委員，教育と医療の連携に関わる審議会委員，児童相談所のあり方検討会等，静岡県の仕事は依頼されていました。平成19年からは浜松市からもさまざまな審議会の仕事が入りはじめ，現在では表のような状況です。そもそも地域を変えていこうという目的で診療所を立ち上げたので，浜松市からの依頼が増えたことで県の仕事は整理し，浜松市（平成19年から政令市）に絞っています。

表6-1　行政での活動（大嶋）

- □ 浜松市発達障がい児者支援推進会議　委員長
- □ 浜松市精神保健福祉審議会　委員長
- □ 発達障がい者相談支援センタールピロ連絡協議会　委員長
- □ 浜松市社会福祉協議会児童処遇部会　委員
- □ 浜松市自立支援協議会児童部会　委員
- □ 浜松市教育委員会教育相談支援センター　アドバイザー
- □ 浜松市ひきこもり対策連携協議会　アドバイザー
- □ 浜松市子ども・若者支援　アドバイザー
- □ 浜松市若者就労支援連携協議会　委員
- □ 浜松市自殺対策事業　研修委員会　委員
- □ 浜松市教育委員会指導力向上委員会　委員
- □ 浜松市休職教師復職審議会　委員

　表6-1は理事長である大嶋の活動ですが，この数年はスタッフがそれぞれの分野で行政との意見交換ができるようになり，さまざまな仕事を請け負っています。

表 6-2　当法人職員による行政との連携

```
□ 静岡県自立支援協議会　人材養成部会研修ワーキング　メンバー
□ 浜松市発達支援教育専門家チーム会議　構成員
□ 浜松市精神保健福祉センター　思春期メンタルヘルス教材開発会議　委員
□ 浜松市障がい支援区分審査会　審査員
□ 浜松市障がい者相談支援事業所連絡会　代表
□ 浜松市相談支援専門員連絡会　副代表世話人
□ 浜松市障がい者自立支援協議会　地域移行部会　部会長，構成員
　　　　　　　　　　　　　　　　児童部会　構成員
□ 浜松市自殺未遂者支援体制検討会　委員
□ 浜松市ひきこもり地域支援センター企画検討委員会　委員
□ 浜松市ひきこもり支援ネットワーク会議　委員
□ 浜松市地域若年者就労支援推進協議会　委員
□ 浜松市ユニバーサル農業研究会　委員
□ 東区障がい者自立支援連絡会　事務局
□ 東区見守りあんしんネットワーク連絡会　委員
```

コラム：行政と付き合う方法

　さまざまな審議会に参加して，専門家が上手に思いを伝えることと，行政が現場の状況をある程度把握していること，という2つの条件が揃うと課題解決に近づくような気がしました。委員からの一方的な主張，流れと極端に外れた主張，攻撃的な主張，部分だけを見た主張も多くみられます。行政も現場感覚がないと，実際の問題点ではなく，整合性にほころびがない上部の部分だけに目を向けようとします。専門家も，自分の専門領域と全体像を摺合せて意見を言う必要があります。地域をこうしたいという具体的なイメージの目標ができると，その目標に向かい，さまざまな障壁を乗り越えるができます。今のままの状況に危機感がなければ安易な方向に舵を切ります。その方が楽だからです。全体の目標を見据えると，方向性を共有しながら話し合える行政の方と付き合えるようになります。地域を変えていくにはお互いを認め合えるような関係になることが大事でしょう。

（大嶋正浩）

Ⅱ　発達障がい，および児童思春期の行政との連携

　それまで，行政には児童精神科医の意見が十分反映されませんでしたが，平成19年を境にわれわれの意見を多く伝えることができるようになりました。浜松市では，平成3年から3歳児の集団健診が個別健診となり，複数の専門家による多角的な行動観察や面接がないものとなっていました。その結果，発達障がい児等に関してほとんどピックアップされない状態が続いていたのです。また，1歳6カ月健診後の早期療育は月一回のものを数回実施して終了とい

う仕組みになっていました。そうすると，小学校入学前の就学指導で初めて発達的な問題を指摘され，保護者がパニックになったり拒否的になるという状況が続いていました。19年10月に「発達障がい児者相談支援センターあり方検討会」の座長を務め，それが22年4月から「発達障がい児者支援体制整備検討委員会」となり27年4月から「支援推進会議」と名前が改まるまで，7年あまりの間，ずっと浜松市の体制整備を推進してきました。

　私の場合，どの会でもそうですが，本音の厳しい意見を言っています。この会を例にとると，過去の実態や現状の問題点について，実数で出してもらい，まず，現状や課題について客観的なデータをもとに共通理解を図り，過去の問題は明らかにしても責めることはせず，これからどうしていったらよりよくなるかを現実的に考えていきました。あたり前のことなのですが，それぞれの行政の方は将来に向けてやるべきことが明確になると，できる限りのことをしてくれます。われわれの方が現場にいるのですから詳しいのはあたり前で，それを上から押し付けて上手くいくことはありません。お互いがやりがいを持つことです。ただ，違うときには違うとはっきり言うことは大切です。しっかり話し合い，話が財政や他の課，上司をどう納得させるかという段階まで進めば，あとは任せます。

　例えば，1歳6カ月健診の後の早期療育をしないと健診の崩れは止まらないということを申し入れたのですが，気持ちはわかるが財政上むずかしいと言われました。そこで，早期療育の広場を各区ごとに民間運営してもらうのはどうかと提案しました。費用がかからないのであればそれは可能だとの返事で，さっそくその方向で話が進み，全国であまり例のない公設民営の早期療育体制（たんぽぽ広場）（表6-3）がつくられました。詳細は，各論の部分で述べます。

　発達障がい児者体制整備支援体制検討委員会は子育て支援課，健康増進課，保育課，教育委員会，次世代育成課などが参加する会議ですが，表6-4のようなことが話し合われて実行に移されています。また，それ以上に，日々の支援や治療で認識している問題に関するわれわれの

表6-3　浜松市発達支援広場（たんぽぽ広場）

【対象】おおむね1歳6カ月から就園前で対人関係の苦手さやことばの遅れなど発達に課題があるお子さんとその保護者→平成24年度は700人のお子さんが利用
【目的】発達に課題があるお子さんへの早期療育的なアプローチとその保護者の支援
【会場】7カ所のセンター型会場と3カ所の施設型会場の計10会場
【スタッフ】保育士，心理士，医師（月1回），親の会スタッフ（月1回） 　　　　　　アドバイザーとして，発達相談支援センタースタッフが月1回参加 　　　　　　広場への紹介，アフターフォローは市の保健師
【内容】おおむね週1回実施　午前10時から11時30分まで 　・親の会（呼名，歌，手遊び，親子遊びなど） 　・メインプログラム（自由遊び，心理相談など） 　・帰りの会（読み聞かせ，手遊びなど） 　・職員による事前・事後カンファレンス

現場感覚や状況を行政と深く議論できることに意味がありました。増え続ける発達障がいや虐待の現状について，実感をもって伝えることが可能になり，また，行政側からも民間の状況が見えやすくなったことにより，問題の本質を明らかにした上で，今後の政策の判断をしてもらえるようになりました（表6-4）。

表 6-4　実施に移っている提案事項

- 養育支援訪問員の活用と乳幼児への訪問の充実
- たんぽぽ広場設置（早期療育の充実）
- 子育て支援広場と民間の子育てサークルとのコラボレーション
- 支援ファイル（親記入）を作り，情報ページに児童精神科的子育てのコツを入れる
- さまざまな子育て情報とリンクした情報サイトを構築
- 園の中に，障がい児の取り出しグループを設置する（現在10のモデル園で実施中）
- 園の巡回支援（3歳児集団検診の代わりになる）の充実，研究会設置
- 1歳6カ月健診，就学相談等でわかりやすいパンフレットを使い，支援の流れや意味の広報をする
- 園から小学校への移行の混乱に対し，それを緩和する策をつくる
- 教育の中に発達障がい等のスペシャリスト教師をつくる
- スクールカウンセラーの研修や活用の仕方について
- 取り出し教室（発達支援教室）をつくる（約3割の学校に設置済み）
- 放課後等デイサービスのスタッフの研修と支援の質向上
- 放課後児童会のスタッフの研修と支援の質向上

Ⅲ　NPOの展開

　地域と広く付き合うには，一医療法人よりもNPO法人が有効です。形だけではなく，実質的にもわれわれからは独立している，けれども理念は共有していることが必要です。いろいろなNPOがありますが，地域や子どものために真摯である，現場と問題意識を共有できる，ということが求められます。理想に近いNPOを作り地域全体に関わってくれることが，地域が動くための力となると考えました。そのため，NPOの設立や運営のバックアップをして，成立した法人と共に地域と関わるようにしています。

① 遠州精神保健福祉をすすめる市民の会E-JAN（精神保健福祉全般）平成14年10月
② しずおか・子ども家庭プラットフォーム（社会的養護の領域）平成23年4月
③ 子どものこころを支える会すまいる（教育関係）平成27年12月

　それぞれ，さまざまな方の協力なしには成立していません。詳細は後述します。

Ⅳ 多彩な機能を持つことによりさまざまな外部機関との連携が拡がる

　図6-1に示したように，法人の持つさまざまな機能を使って利用者の成長や生活を援助していくと，いろいろな関係が生じることになります。しかも，複数の目でフォローが必要なときにも，サポートをする人同士で生の情報を共有することができます。図6-1で示している組織と地域とがつながっています。これが多機能型精神科診療所の強みでしょう。一つの家に，発達障がいがある子ども（虐待がらみかもしれない）がいて，父親にアルコール依存症とDVがあり，母親がうつ病で長年就労できないというケースや，母子家庭で母親に重度の強迫性障がいと解離症状があって働くことができず，子どもたちにはネグレクトが基盤にある発達の遅れや行為障がいがみられ，生活が維持できずに借金も抱えているなど複合的な問題を抱えているケースがあります。当然，医療も福祉も同時に関わる必要があります。こういった場合には，われわれのシステムで非常にスムーズな連携をとることができます。詳しくは，第7章以降をご参照ください。

　図6-1に，示されている機関では，それぞれのスタッフが，相手の機関に顔見知りの人がいるので，その機関の生の情報を知ることができます。相手の機関とどう付き合えばスムーズに事を進めることができるのか，担当以外の人でも知ることができます。30人を超える精神保健福祉士，3人の社会福祉士，8人の作業療法士，常勤13人を含む約30人の心理士等が他機関や地域の人でも知ることができます（平成28年3月現在）。直接連携することが多いですが，NPO法人などのスタッフを通して情報のやり取りをすることもあります。地域にある社会資源とつながるためのいろいろなチャンネルがあるということです。

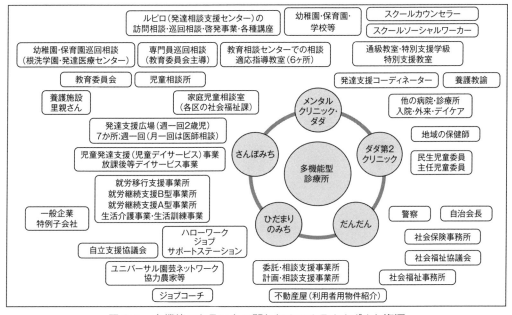

図6-1　多機能であることで関わりのできるさまざまな資源

V さまざまな勉強会,研究会

　内部の連携ならば,同じ釜の飯を食い,話し合いを頻回に重ねれば,ある程度は理解し合えることができます。しかし,別の組織の人となるとそう簡単にはいきません。お互いに共通点のあることを話題にしたり,同じものを勉強したりしてお互いを知るということが重要だと思われます。そこで下記の表のような会を作っています。目的はそれぞれ少しずつ違いますが,会の意味を整理すると下記のようになります（表6-5）。

　① 多くの機関,多くの人が集まって交流をする社交場のような機能
　② 支援の基盤となる,基本的な人の見方をお互い共有し,勉強するための事例検討会
　③ 同じミッションを持った多数の組織が,お互いのスキルをあげるため,孤立しないための勉強会兼交流会
　④ 地域活動のための情報交換や交流を中心とした会

　例えば,幼稚園保育園の巡回指導を行うという事業が地域に生じたとしても,そういう経験が十分な方ばかりではありません。組織を越えて,巡回支援のときに注意する点や支援の仕方について検討をするというのは,お互いのスキルアップに意味があります。また,そういう提案をして,その後行政が取り仕切って運営するという形もあります。

表6-5　地域の変化を期待するために立ち上げたさまざまな会

さまざまな会を立ち上げることで,地域の変化を期待

静岡子どもの精神保健フォーラム（約150人から200人の集まり）
全県の子どもの問題をさまざまな組織の人に考えていただき,問題を目に見える形で提示し共有するために目的で立ち上げた（年2回10年続いている）。現在は,大学が主催し,われわれは協力に回っている。

子ども臨床事例検討会（月1回）
当院で行っていた症例検討会を地域の人に開放し,さまざまな人が世話人となって,現在ではNPOが主催して進めている。

乳幼児勉強会（年6回80名前後の保育士,幼稚園教諭,心理等）
保育園,保健師,子どもの支援施設がビデオ等を使って症例のプレゼンをしている。川瀬先生（金城大学教授）と大嶋（当法人理事長）が運営している。

子どもの心の勉強会（50人前後の教師の集まり）
発達障がいや児童心理に詳しい心理と教師のスーパーヴァイザーにより運営。当初は当法人が中心だったが,平成28年1月からNPO法人子どものこころを支える会に運営を委譲した。

子どもの心の研究会（年2回）
小児科と児童精神科の連携のための研究会である。われわれが発案し,事務局は当院と大学が協力して行っている。

発達支援と療育を考える会（2カ月に1回）
地域の療育についてさまざまな施設の人が意見を出し合う会であったが,発展的に発達障がい相談支援センターが主催でビデオによる事例検討会を行う形に変更した。

保育園・幼稚園訪問支援の支援者支援会議（2カ月に1回）
園支援の質を高めるためにその支援をケースとして検討する。支援する専門性を向上する必要性からわれわれが提案し、その後は行政主導で開催している。

じねんじょの会（年2回）
当初、若手の精神科医向けに地域精神保健のトピックスを勉強する会として始めたが、参加者が少なく今ではほとんど若手のPSWを中心にさまざまな職種が100名ほど集まる会になっている。

果樹園の風
地域の若手の会、当初若手が職場から地域に出てこないので、若手のネットワークとして当法人で始めた。その後は発展的に解散している。

浜松型就労支援ネットワーク
いろいろな就労支援が立ち上がったが、専門性がなかったり連携をしなかったり、フォローアップを拒否したり、数合わせだけだったりという面が出現したため、福祉系大学の先生が中心となり連絡会を開いている。

子ども家庭ソーシャルワーク研究会（年6回）
国からスクールソーシャルワークという子どものソーシャルワークを生業にする動きが出たが、まだ専門性やネットワークに問題があるため、みんなで勉強していくために立ち上げた会。地域のさまざまな子どもに携わっている方が参加し毎回60～70名は集まる。

（医師　大嶋正浩）

第7章
地域支援における研修会やNPO法人等の役割

I 支援者のつながり〜支援者サポートシステム

　浜松市にはさまざまな医療機関，福祉機関があります。多くの支援者が働いていますが，十数年前頃までは，ほとんど顔を合わせることもなく，連携も十分にはできない状態でした（第5章参照）。今ではさまざまなNPO活動，研究会を通して顔を合わせ，協議し，一緒に学び，必要な連携を取ることができるようになっています。当法人のスタッフは，さまざまな研究会の事務局を担っています。

1　子ども臨床事例検討会
　昭和から平成に変わった頃，浜松市の臨床家が有志で集まって勉強会を始めました。当時は医師，心理士，児童相談所の職員が参加していました。その後，その会は発展的に解散しましたが，児童相談所，教育相談支援センター，中学校の校長，いくつかの病院の精神科医師やコメディカルが中心となって新たな運営を始めました。現在は，NPOしずおか・子ども家庭プラットフォーム（後述）の中の研究会となり，小児科医，児童精神科医，臨床心理士，精神保健福祉士等医療機関のスタッフ，児童養護施設等福祉領域のスタッフ，保健師，児童相談所職員等行政機関のスタッフ，教員，スクールソーシャルワーカー等の教育機関のスタッフが月1回，約30名集まっています。
　事例検討や講義を通して，子どもの心や人格の発達を学び，子どもを支援するための共通の理解をもって，この地域全体の支援力向上を目指しています。また，他の機関の特徴や役割を知る機会ともなっており，複数機関で子どもを支援する際のネットワークを構築できる場ともなっています。

2　子ども家庭ソーシャルワーク研究会
　浜松市では，近年，放課後等デイサービスや児童発達支援が拡充されています。子どものソーシャルワークを行う人が増えましたが，お互いに顔を合わせ勉強し合う場が乏しい状態でした。そこで，子どもを支援する養護施設の職員や精神保健福祉士，社会福祉士等が集まり，多様な事例について具体的に検討しながら，支援の幅を広げ，専門性を深め，ネットワークを作っていく場が必要だと考え，平成26年より，NPO法人しずおか・子ども家庭プラットフォーム（後述）の中の研究会として発足しました。事例検討と制度に関する学習を中心に2カ月に一度，50名〜70名が集まっています。

3　子ども臨床アセスメント研究会

　NPO しずおか・子ども家庭プラットフォーム（後述）の中の研究会です。臨床心理士やそれに準ずる心理業務担当者が，心理アセスメントについて学んでいます。毎月の定例会と，年1回ないし2回の定期講座を開催し，包括システムによるロールシャッハテスト等の心理検査を継続的に学んでいます。

4　子どものこころの勉強会

　平成22年8月，学校関係者と一緒に子どもの支援について学びたいということからスタートし，二カ月に一回のペースで開催しています。参加者は，教員，スクールカウンセラー，スクールソーシャルワーカー等の学校現場で子どもとかかわっている専門職と，医療機関の心理士や精神保健福祉士，児童相談所職員です。インシデント・プロセス法（巻末参照）を用いた事例検討会を行い，子どもと親の支援に役立つ方法をみんなで考えます。スーパーヴァイザーは，小学校校長，行政の支援機関の所長，大学教員，民間の子どもに関する研究所スタッフにお願いしています。学校現場では，発達障がい児に関する知識は共有されるようになってきましたが，一方でマニュアル化しがちであるという問題があります。この勉強会では，「子どもの心を理解する」ことを目的として学んでいます。

5　乳幼児勉強会

　平成15年頃，地域の保育士，幼稚園教諭，保健師，心理士が世話人となり，勉強会として発足されました。現在では年5回の事例検討会，年1回の講演会を行っており，毎回70～90名の参加があります。

　事例検討会では，保育園，幼稚園，児童発達支援施設，保健所，クリニックが順番に事例提供をしています。事例報告者は，保護者の了解の元，園や施設での子どもの様子をビデオに録画し，他の情報と共に紹介します。参加者は，実際の子どもの様子を見た上でグループに分かれ，「子どもが今をどのような気持ちや認識で生きているか」「これまでの人生は子どもにとってどのようなものであったか」「そのような理解の上で，今，園等でできることは何か」等を話し合います。グループにはさまざまな職種がおり，いろいろな視点から話し合うことができます。また，顔の見える関係を作ることができますので，その後の連携にも役立ちます。

　事例検討会の最後には，スーパーヴァイザーの児童精神科医と臨床心理士でもある大学教授が子どもをどのように理解するか（見立て）と支援についてコメントします。参加者にとっては，事例を通した学びとなり，日常に戻ってからの支援に生かすことができます。

6　静岡県西部地区スクールカウンセラー研修会

　浜松市近郊のスクールカウンセラーを中心とした研修会です。主催は静岡県臨床心理士会ですが，近年は浜松市教育委員会と共催するようになっており，年間8回程度，開催しています。いじめや教員との連携などの基礎的な講義から，スクールカウンセラーのあり方，浜松市の現

状やあり方について検討しています。スクールソーシャルワーカーの参加も増えており，スクールカウンセラーとスクールソーシャルワーカーの顔が見える関係作りの場となっています。

7　浜松の療育を考える会

浜松市では，1歳6カ月児健診後のフォローアップ事業（発達支援広場）を，平成20年度から民間に委託しています。この事業やその他地域の療育に関わる有志が集まり，浜松市の療育について議論を重ねてきました。平成26年度より，より発展的な事例検討の場として，この会が始まりました。事務局を発達障がい者支援センターが務め，年6回，開催しています。参加者は，発達支援広場のスタッフ，児童発達支援センターおよび児童発達支援事業所のスタッフ，放課後等デイサービスのスタッフ，保育士，幼稚園教諭，臨床心理士等，その他幼児期，学童期の療育に関わる人たちで，各回60人ほどが集まります。発表者は，保護者の了解の元で撮影したビデオ映像を用いて，自身の療育を紹介します。様子を見ながら，子どもの感覚や認知，情緒の世界を見立て，必要な支援について意見交換します。各機関の療育の特徴を出し合い，共有しながら，子どもにとって大切なことは何かを考える機会となっています。

8　巡回相談支援者支援会議

巡回相談は，浜松市内の二つの児童発達支援センターが，公立幼稚園を訪問して相談に乗る事業です。この会議は，その園支援で挙がった事例の検討会です。巡回相談担当者と保育所等訪問支援事業担当者，発達障がい者支援センターのスタッフ，行政（障がい保健福祉課）が参加し，スーパーヴァイザーとして児童精神科医，小児科医，発達障がい者支援センター所長が参加しています。支援者支援の研修を公開するという浜松市独自のスタイルのため，幼稚園・保育園の職員も参加しています。この会議では，支援者がどのような観点で園支援を行っているか，どのようなアドバイスが有用か，また子どもの理解の仕方や他機関との望ましい連携の仕方等を，支援する側・支援される側の当事者同士で意見交換し，検討を重ねて，園支援の質の向上を目指しています。

　多くの勉強会で事例検討会という形式が中心となっています。もちろん，内容によって講義や実践報告，グループワークなども行いますが，地域全体の支援の幅を広げ，その質を向上するためには，事例検討会が最も効果的であると考えます。

　それぞれの現場だけで解決できることには限りがあります。事例検討を通して，私たちは地域にいろいろな人材や情報，社会資源があること，気づいていなかった問題についても具体的に知ることができます。解決の方法が一つではないことに気づくだけでも大きな発見ですが，さまざまなアプローチの可能性を探り，異なる立場や同じような経験を持つ人など，お互いの実践から学ぶこと，その基盤となる人の発達や成長，家族や地域との関係をどのように理解し，支援していくかを学ぶよい機会となっています。

Ⅱ　3つのNPO

　ここでは，当法人のスタッフが運営にかかわっているNPOを紹介します。これらのNPOは，それぞれ独立した組織ですが，各NPOのスタッフの交流と活動の連携によってつながっています。診療所や施設，NPO，さまざまな場所で，さまざまな人たちと共に働くことで，私たち自身が地域における人のつながりを実感することができます。"多機能"を身につける実践の場でもあります。それぞれのNPOは，それぞれの根っこを持っています。発足の経緯は，いずれも，自分の専門領域において，試行錯誤しながら，他領域と連携しようとし始めたことでした。

1　E-JAN（遠州精神保健福祉をすすめる市民の会）

　E-JANは，精神科領域で思春期・成人期の人たちを支援している専門家の集まりから始まりました（第2章に経緯を少しご紹介しています）。「精神障がいを抱えている人たちが地域の中で仲間に出会える場所を作りたい，働ける場所を作りたい」という思いがベースにありましたが，専門家側も「仲間がほしい」「顔を知って連携したい」と思っていたのでした。E-JANの初期には，専門家たちが，それぞれの機関をお互いに紹介し，見学する機会を持ちました。

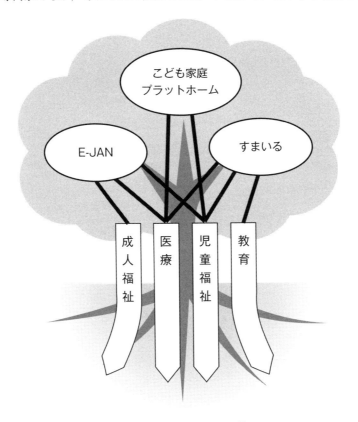

図7-1　3つのNPOの柱

その後，専門家のみならず，精神科利用者，市民ボランティアとの協働が増え，立場を越えたネットワークを構築し，市民ボランティアを育てる学習講座（メンタルヘルスセミナーやボランティア養成講座），市民ボランティアと精神科利用者のサークル活動，映画会や講演会，コンサート等の啓発活動，運動会（浜松市社会福祉協議会との共催）等の交流の場を作ってきました。また，精神保健福祉関連のビデオも自主制作しました。

平成26年度には，「内閣府特命担当大臣表彰」「日本精神保健福祉連盟ベストプラクティス賞」を，平成27年度には，「日本精神障がい者リハビリテーション学会ベストプラクティス賞」を受賞しています。E-JANが約20年間にわたり，地域にネットワークを作り，精神保健福祉活動の底上げに取り組んできたこと，大学や公的機関と連携した活動を続け，学術的な基盤と社会的信頼を築いてきたこと，当事者や家族が会員として多く参加していること等が評価されました。

現在のE-JANは，精神科利用者と市民ボランティアの活動と共に，浜松市からの委託事業を受託し，障がい者相談支援事業，ひきこもり相談支援事業，地域若者サポートステーション事業，発達支援事業を行っています。当法人のスタッフも，E-JANのいろいろな事業に専門家として携わったり，一市民として一緒に活動したりしています。

2　しずおか・子ども家庭プラットフォーム

NPO法人「しずおか・子ども家庭プラットフォーム」は，児童虐待と虐待対応の現場の困難さを背景に，「児童家庭支援センター」の設立と，支援を必要とする子どもと家庭，および，その支援者を支えることを目的として平成23年11月に設立されました。元児童相談所所長を代表として，医師，臨床心理士，ケースワーカー等，児童や家庭の支援経験者を中心として組織されています。

下図にあるように，しずおか・子ども家庭プラットフォームは，児童家庭支援センター事業，人材育成事業，情報発信・啓発事業，研究事業の4つを柱として活動しています。

メンタルクリニック・ダダは，法人の立ち上げから関わり，各勉強会の運営や事例提供，児童家庭支援センター事業への人材提供を行っています。

1）児童家庭支援センター事業

第2種社会福祉事業に位置づけられた相談支援施設で，23年7月に社会保障審議会が「社会的養護の課題と将来像」で示した「社会的養護を地域で推進」する重要な拠点です（表7-1）。

浜松市から受託され，平成25年4月よりセンター長，相談員2名，常勤心理士1名，非常勤心理士2名で活動を開始しています。

2）人材育成事業
・子ども臨床事例検討会

平成17年に「児童思春期症例検討会」が発足し，平成22年4月より，「浜松児童勉強会」

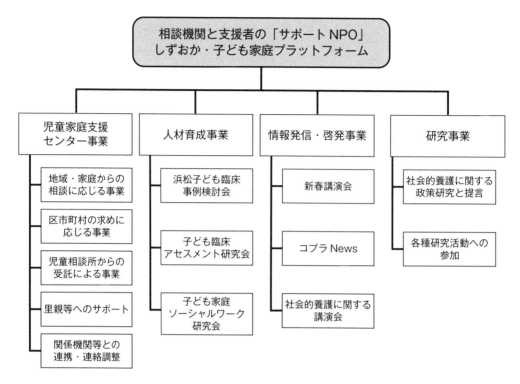

図7-2　NPO法人　しずおか・子ども家庭プラットフォームが目指す活動概念図

として運営参画をしています。平成26年より「子ども臨床事例検討会」と名前を改め，浜松地区で働く医療関係者，教育関係者による事例検討を毎月行っています。
・子ども臨床アセスメント研究会
　平成24年4月に静岡県西部地域の臨床心理士が中心となって発足しました。包括システムによるロールシャッハテストの勉強会を毎月開催しているほか，夏と冬に講師の先生を招いてロールシャッハテスト，描画検査，遊戯療法等の研修会を開いています。
・子ども家庭ソーシャルワーク研究会
　平成26年に発足しました。地域で活動するケースワーカー，心理士，スクールソーシャルワーカーが参加し，子どもの理解とケースワーク技術の研鑽の場として2ヵ月に1回開催されています。

3）情報発信・啓発事業
・コプラNews
　児童福祉に関する情報発信，会員へのお知らせを毎週メール配信しています。

3　NPO法人こどものこころを支える会「すまいる」
1）「海の会—浜松市の地域から教育を支える会—」の発足
　教育はすべての子どもが通過するところであり，子どもの問題が顕著に表れる現場であると

表 7-1　活動内容と平成 26 年度の活動実績

```
(1) 地域・家庭からの相談に応じる事業
    地域の児童の福祉に関する問題に対して，専門的な知識および技術を元に助言する。
    ・電話相談：119 件 / 訪問相談：504 件
(2) 市町村の求めに応ずる事業
    区市町村のからの求めに応じて，専門スタッフが技術的なサポートを行う。
    ・福祉事務所ケースへのスーパーバイズ：84 回
    ・スクールソーシャルワーカーの事例検討会へのスーパーバイズ：12 回
(3) 都道府県又は児童相談所からの受託による指導
    児童相談所からの求めに応じて，機関としてバックアップを行う。
    ・児童相談所からの受託：1 件
(4) 里親等への支援
    里親およびファミリーホームからの相談に応じる等，必要なサポートを行う。
    ・里親サロンへの参加：12 回
    ・里親会役員会・里親会行事への参加：8 回
(5) 関係機関等との連携・連絡調整
    児童や家庭に対する支援を迅速かつ的確に行うため，児童に関係するさまざまな機関と連携・連絡
    調整を行う。
    要保護児童対策地域協議会（浜松市）への参加
    ・代表者会議：2 回
    ・実務者会議：21 回（7 区合計）
    ・進行管理会議：93 回（7 区合計）
    ・個別ケース会議：17 回
    ・家庭児童相談室ケースへの同行訪問：6 回
    児童福祉施設カンファレンスへの参加：4 回
```

考えられます。

　平成 26 年 7 月より，地域で子どもと教育に携わる専門家の有志（教育委員会，小学校校長，教育相談支援センター，児童精神科医，大学教員，スクールカウンセラー，スクールソーシャルワーカー，精神保健福祉士，臨床心理士等）が集り，それぞれの立場から地域の子どもと教育の現状と課題について，話題提供し，議論を重ねてきました。

2) NPO 法人設立へ

　議論を進めていく中で，不登校や特別支援教育，虐待の問題など，さまざまな教育の課題が見えてきました。課題を解決していき，子どもたちがより安心して生活していくためには，地域で教育を支える実行的なネットワークを構築してく必要があり，学校でできること，民間でできることの仕分けをし，地域が教育をバックアップできるような体制作りが必要であると考えました。以上のことからシステマティックに教育を支え，実働できる NPO を設立することになりました。

NPOの代表，副代表には，元特別支援学校教諭であり，現在大学講師の先生と小学校の校長先生にお願いしました。理事には前述の「海の会」の有志の方々にお願いしました。

　NPO設立に向け，事務局は当院スタッフ，地域のスクールカウンセラー，スクールソーシャルワーカーで構成しました。前述した，「E-JAN」「プラットフォーム」のスタッフから，設立のノウハウやアドバイスなど多くの協力を得ることができました。このため，さまざまな年代，機関，職種が関わるNPOになりました。

3）NPO法人はままつこどものこころを支える会「すまいる」設立

　そして平成27年12月24日にNPOが設立しました。今後は，人材育成や適応指導教室との連携を視野に入れ活動していくことになっています。

まとめ

　どのNPOにも，立ち上げの段階に事務局として当院のスタッフが関わっています。それは，理念を発信し，他の人たちと共有することで，地域と多機能型診療所がつながっていきます。また，地域の多機関，多職種が集まることでネットワークが広がり，さまざまな活動ができることはNPOの強みの一つであります。今後NPO同士が連携することで，さらに市民や行政を含めた地域全体に働きかけていくことができると考えられます。

4　株式会社フォルダ

1）少し外側に目を向けて新しい就労支援の形を見つける

　専門的な技能に長けているのに，それがなかなか仕事に結びつかないデイケアメンバーがいます。周囲はそれを生かせばいいのに，と期待しますが，自信がなかったり，対人関係に怖さを感じていたり，社会生活の経験不足や，学歴・職歴など，さまざまな理由で門戸を閉ざしています。

　至空会では多様な就労支援の形態を模索していますが，従来の枠組みでは難しい就労のニーズがあることも事実でした。そこで，いったん医療福祉の外側に目を向けて何かできないかを考えていくことにしたのです。

2）株式会社の設立へ

　当初は思いつきからスタートした新会社設立の構想ではありました。「株式会社だからこそできることがあるはず」という漠然としたものだけで，確固たるビジネスプランが最初からあったわけではありませんでした。まず会社という「箱」があれば，きっと始まるものもある，という信念のもとで進めていきました。

　代表取締役に臨床心理士が就任し，取締役会には医師・小学校元校長・作業療法士が脇を固め，それぞれが出資を行いました。実は，至空会が出資した「子会社」ではなく，有志による経営的には独立した「純民間会社」です。

弊社にメンバーや外来患者が入社するには，履歴書や面接が必要で，その選考プロセスは他の一般企業とまったく同じです。そして，実際の仕事をしていくことでスキルを身に付け，3年後に他社に転職していくことを目標とします。そのためには，履歴書に書ける経歴が必要です。

もちろん入社して即フルタイム労働は難しいので，まずは週1日だけ出社して働くというスモールステップからスタートします。弊社には「年間休日313日の超ホワイト（？），3年後には半数が転職する超ブラック（？）な企業」が謳い文句としてあります。一生を勤めあげる会社ではなく，むしろ自立への踏み台として利用してほしいのです。

また，小さな会社ながらアドバイザリーボードを設置し，開かれた会社として外部からたくさんのご意見をいただきたいと考えています。

設立されて間もないのですが，想像していたよりも多数の案件がどんどん持ち込まれており，株式会社としての立ち位置は隙間産業的にも意外と活用の可能性があることを実感しています。

3) 可能性の一例
・IT事業部門によるホームページ運用受託。
　法人職員が仕事の合間に更新を行ったり，費用面でそこにコストがかけられません。数十〜数百万円かけて専門の制作会社に，委託することができないので何とかしてほしい，というニーズが結構あります。そこでお互いに納得する「程よいコストで，程よいクオリティ」を探った上で，至空会や他NPO法人などから業務委託を受けています。
・ストレスケア事業部門によるストレスチェックの提供。
　至空会の本業を活かした事業です。平成27年に施行された労働安全衛生法に基づく「ストレスチェック制度」の外部委託業者としての事業となります。弊社には各種専門職の協力体制があり，単なる委託業者にはない強みがあります。アンケート結果の入力や集計といった専門性を要さない内容は社員のスキルに合わせた仕事の提供に適しており，実施者養成研修講座の運営も視野に入れています。
・人材派遣部門によるピアサポーターの派遣。
　退院促進などでピアサポーターのニーズは高まっています。そのマッチングやピアサポーター育成は，当事者ならではの経験や細やかな配慮を活かすことができる，と考えています。

4) 起業は，望ましく育った発達障がい者に向いている
　浜松市は2019年度に向けた長期ビジョンの中で，人口減少に着目した総合戦略に『あらゆる職を興せます！選べます！「若者がチャレンジできるまち」』を掲げ，起業家カフェ（創業支援総合窓口）を設置するなど，起業して新しい産業を興しやすい環境の整備を進めています。
　起業をしたり先頭に立つ人には適度なADHD的な衝動と，発達障がいの緻密さと敏感さが必要で，本田宗一郎や坂本龍馬など，この国を変えていった先人たちには発達障がい的な特徴があったと言われています。

発達障がいを持つ子どもたちの中には，社会への不適応を起こし障がい者としての生き方となったり，自己肯定感が低下し反社会的な生き方になったりする人が多く見られます。彼らのパワーを何らかの形で引き出すことができれば，地域社会での雇用や産業の創出，それが実現すれば住みよいまちになり少子化問題の解決にもつながると考えています。

　弊社の創業者たちにも発達障がい的な要素があり，「何をしたらいいかも考えずにスタートボタンを押して走り出した」会社でもあります。

5)「株式会社フォルダ」設立

　そして，平成28年8月31日に株式会社を設立しました。今後は程よいペースで事業を進めていくことを目標に，活動していくことになっています。

（臨床心理士　大場いずみ）
（臨床心理士　野呂耕助）
（臨床心理士　鈴木千都留）
（作業療法士　管原陽一）

第8章
当法人の考える治療とは

Ⅰ 病気や障がいの捉え方からみる地域精神保健福祉の意義

1 私たちの基本的考え方

　思春期や成人の混乱や崩壊といった精神病的な状態に限らず，効率の悪いさまざまな不適応的な生き方の原因を乳幼児期の情緒発達から見ていくという視点は，地域の精神保健福祉を進めるうえで役に立つと思われます。発達障がいがあるにしろないにしろ，人や周囲とつながりを持てないままに育っている人は，不安定となりやすく，容易にさまざまな精神的ハンディ（統合失調症，うつ病，パニック障がい，PTSD，摂食障がい，不登校ひきこもり等）を負いやすく，また周りの人たちと被害的あるいは攻撃的な関係になることで，さまざまな問題を繰り返し起こしやすい傾向にあります。良好な依存関係を経験したことがない人は，その場限りで生きていたり極端な依存関係や対立構造に陥ったりしてしまいます。人を信頼するという気持ちと人との絆は表と裏のような関係だと思います。それがなければ，自分の存在を認めることができません。人に頼ったり世話をしてもらったりする経験を重ね，同時に安心できる居場所を自ら確保できるようにしていくことが周囲の援助の方向だと思います。しばらくはいろいろな生活での失敗等を繰り返す中で周囲の人に救われるという経験をしてもらったり，わかりやすい閉じた環境の中でゆっくり人との関係を体験してもらったりします。基本的安心感の獲得や自分と世界とのつながりをどう獲得したか，あるいはどう失敗し傷ついてきたかを知ることで，その後の人生がどういう展開になりそうかの予測や見通しが立ちます。そうすると手の打ち方も見えてきます。人の成長や生き方の成り立ちを基本として，地域精神保健福祉活動を展開することが私たちスタッフの共通する考え方です。

2 精神保健福祉の対象となるもので変わらないものはあるのか

　精神科領域の診断名の中で，変わらないものを探してくると，統合失調症と躁うつ病（とはいっても双極性Ⅱ型が入ってかなり広がったが），うつ病の一部ぐらいのものでしょう。統合失調症ですら，数十年前までは，3分の1は緊張病型統合失調症でしたが，最近では緊張病型に出会うことはまれです。治るのが良好な統合失調症もあまりありません。つまり，精神症状が軽く，機能低下も軽度な状態で寛解できたとしても，社会適応は不良であることが多くなっています。精神症状が軽くなりましたが，人との関係は安定しないことも多く見られます。病気に限らず，表面的な関係で仮の安定に安住する人が増えていることとも関係しているかもしれません。また，昔のパプアニューギニアなどは先進国のような統合失調症例はほとんどない

と言われていました。つまり，統合失調症ですら変化しています。

3　激しい病気，病態の変化

　私は35年前に精神科医になり，この間の変化をリアルに経験しました。当時，パニック障がいはまれであり，不安神経症との混同が話題でしたが，現在パニック障がいはとてもポピュラーな病態となっています。PTSDという概念はなく，実際にもほとんどみませんでしたが，今ではちょっとしたストレスがかかるとPTSDになるのではとハラハラするようになりました。うつ状態（うつ病）の爆発的増加は，従来のうつ病とは病前性格も症状も違い，自責的な真面目な人に発症するという考えは減ってきて，誰にでも起こる病気になってきました。摂食障がいなどはごく一部の高学歴の家に起こりやすいと言われていた初期のころと違い，どの家庭でも起こり山奥にも見られます。発達障がいは，その一部を児童精神科が同定し対応していたのみでしたが，現在では，誰もが犯人を見つけたかのように発達障がいと認定しています。

　30数年の間に，これほど変化が激しいということは，環境の影響が大きいということの証明にほかなりません。診断は大事ですが，そこに注意を集中するよりも環境や関わりによる変化が大きいことを認識し，その変化を信じる必要があります。それはとりもなおさず，地域を住みやすい精神的な混乱が起きにくく起きても癒すことができるようにすることです。すると，地域での受け止め方を工夫したり，人との関わりやつながりをつくることで大きく変化することを期待し，地域づくりなど地域精神保健福祉領域の活動に自然と力が入ります。

4　病気をどうとらえるか

　精神障がいは誰でもなりうるものという捉え方があります。誰でも同じ程度に統合失調症になる傾向があるなどの意味ではありません。ただ，今多くの人が精神的に行き詰まっている状態をみると，だれでもメンタル面の失調状態になりうるということは同意できるのではないでしょうか。もう少し見方を拡げると，精神医学的に診断がつく状態を示していない人，つまり病気でない人も，精神的に行き詰まっていたり失調状態にある人が多いのではないでしょうか。重い精神科的病気を示していない人も，実は抱えている問題は大きいのかもしれません。われわれは，症状は出していなくとも統合失調症レベルの混乱や不安を呈している人は，かなり多いのではないかと考えています。

　例えば，表面は身体症状のみを示して（心身症的）いるのですが，実は幼いころから親から否定され，ぐずったり甘えたりは許されず，自分の感情を自分で感じたり周囲の人に大事に扱ってもらえたことがなく，周囲の状況や自分の大変さを心で受け止めることができず感情がうまく動かずに，結果として身体化してしまっている場合があります。こころの苦しさ，普通に生きられない大変さ，人の気持ちもあまり受け止めることができず，常に孤立している状態で生きていくことになります。

　また，常に死にたいという思いがありながら，それをあまり感じずに，ピリッとした頑張り屋さんで生きている人もいます。幼いころから，死んだ方が楽だと思うほどの攻撃や精神的遺

棄にさらされながらも，それを感じるほどの余裕もなく，いつも気を張っていなければ生きていけない，あるいはそんな自分の気持ちに気がついたら死んでしまうので，あえて見ないように生きているなどです。

一見健康にみえる人もいます。ニコニコして人にやさしく誰にも嫌な顔をしない人が，実は，常に自己肯定感がなくこころの中はいつもむなしくて死と隣り合わせということもよくあります。あきらめと自分のつらい感情の否認（感じずになかったことにする）で，日々の生活にそのつらさが漏れ出ないようにしているのでしょう。ちょっとしたことで，重い精神障がいになったり突発的な行動に走ったり自殺をしたりしやすい方々です。

他罰的で攻撃的な人も，そうしていないと自分の心を守れないからそうしているのです。自分の非を認めたり，ガードを緩めて人に気持ちを開いたりすると大変なことになります。自分を追い詰めるしかなく，崩壊の危険に至ってしまうのです。

幼い子を虐待する親たちも，一見精神障がいはみられませんが，とても苦しい人生であり，多かれ少なかれ，もう人間としての感情はどこかで麻痺したり壊れてしまったりしているのでしょう。彼らも被害者です。虐待は彼らの悲鳴でもあるのですが，それを自覚するほど人に頼れたり人に受け止めてもらえたりした経験が少ないのでしょう。

こういう事例は，地域で人をみていればそこら中で出会いますし，いまはそういう苦しい人が増えています。マスとして人が人として機能しなくなっています。つまり，病気である人だけが病気ではなく，世の中の多くの人が何らかの病気になっているのが現代です。モグラたたきのようなことだけで終わっては意味がありません。私たちだけで地域を変えることができるわけではありませんが，やはり，精神保健活動の基本は，地域の雰囲気や風を作る活動であると思っています。

そのために，われわれは日々の治療，日々の福祉活動をしながら，地域づくりに結び付けています。NPOを展開し，行政と深く関わるのもその一環です。精神障がい者や子どもたちの生きやすい社会が，精神の不調者を生み出さない社会です。その一つの試みが多機能型精神科診療所ともいえます。

5 『発達障がい』や『アスペルガー症候群』の誤解

近年，発達に問題を持つ人たちの診断名はころころ変わっています。こんなにころころ変わっている診断名をありがたがることはあまり意味がないでしょう。今度は自閉スペクトラム症となり，軽度から重度までを同じものとして見るということで，診断をつける意味はもっと希薄になります。反対にこのことで，診断名がわかることで何かがわかった気持ちになっている，といういまの状況が変化することを期待します。診断名を持つ人として見るようになると，診断名ばかりに目がいってしまい，結局その人自身を見ないようになります。と言っても，私も診断名はつけます。今の社会の中の決まりごとであり，周囲とディスコミュニケーションになってしまいますから。

発達のアンバランスはその人の遺伝が大きく関係していることが言われていますが，本当に

遺伝で決まるのでしょうか。それならば，爆発的に発達障がいと称する人が増えていることをどう説明するのでしょう。よく見ると，そういう遺伝傾向は1割，2割というレベルで存在はしています。しかし，今のような人生にかなりネガティブな状況をもたらす遺伝子がそんなに多く存在しているのも変な話です。淘汰されてもおかしくありません。多くあるということは，意味がある遺伝子でしょう。実際，研究者の多くは自称アスペルガー症候群です。変革をする人は自閉傾向とADHD傾向を併せ持った人のように思います。論理的思考で，物事を整理する人は自閉傾向でしょう。理想化肌になる人は大事に育てられた発達障がいです。職人に自閉傾向が多いのは言わずもがなです。

発達のアンバランスのある子を，乳児期からみると，周囲の認識の仕方に特徴があります。人の顔などのように情報量が多いややこしいものは苦手です。しかし，細かいところやはっきりしたものは見えています。よちよち歩きをしながらふっと埃を拾ったりします。細かい狭い範囲は見えますが，広がるとちんぷんかんぷんになりやすいです。また，くっきりはっきりしたものが大好きです。人が急に近づいてくると何が起こるのだろうと想像できる範囲が広いので困惑し嫌がります。しかし，見知った人に自分から関わっていくときは意外と積極的です。予測がつきますから。こういう特徴を受け入れたうえで付き合っていくと，とても人懐っこく，自分の思い通りにしたい威張りんぼの子にもなり得ます。周囲の人は当面奴隷扱いを甘んじて受けるのがいいようです。発達の遅い部分はありますがそのうちに，周囲の人が自分の思い通りにいかないことに気づきそれを受け入れるようになり急速に成長します。そんな風に不器用に周囲とつながっていきます。しかし，普通の感情は十分豊かに成長します。彼らの特徴をありのままに受け入れ，彼らのペースでコミュニケーションを維持していると，バランスの悪さもマイルドになり，次第に発達のアンバランスの特徴は薄れていきます。ある程度残ったとしても，人とのつながりは成立し，不器用な普通人，あるいは不器用だが一芸に秀でた人になっていくでしょう。この，彼らをありのままに受け止めつながっていくという機能が薄れてしまった現代の世の中だからこそ，いわゆる発達障がいが急激に増えているのだと思われます。そういう意味では，知的なハンディと合体した時にのみ，病気として認知され，他はその子の特徴にあわせて丁寧に関わっていくことで，本当は解決するはずです。そうできないのは，その子に合わせた環境を親も地域も用意できないからでしょう。その子に合わせた状況を整えるために，母子療育，地域づくりや幼稚園，保育園，学校への啓蒙や支援活動を行っています。私たちの地域が行っているようにさまざまな工夫ができるはずです。

II　入院の意味，福祉施設入所の意味

人は，自分らしく生きていくことができてこそ，幸せです。それが，周囲からの制限を受けるということは本意ではないでしょう。そういう意味で，皆入院や施設入所には抵抗感があり否定的です。それは正しいのでしょうか。私たちは，生まれて長い年月，拘束された生活をしているのではないでしょうか。もっと言えば，胎児期は最大の拘束です。しかし，人が成長し

ていくうえで，幸せな意味のある制限，必要な制限というものが存在します。幼児期，学童期はある枠の中での親密な関係づくりと言い換えてもいいかもしれません。その間に，どう提供されたかが大事であり，それがうまくいかず大人になった人たちの問題は皆さんの目にも耳にも入ってきたことがあるはずです。視点を変えて，入院や施設入所も同じ観点で見てみたらどうでしょうか。

　精神科病棟への入院日数は近年急激に短期になってきています。1，2カ月というケースが多いのではないのでしょうか。精神症状を抑えるための緊急避難という意味の入院となっています。以前の半年，1年，2年という入院はまれになっています。入院という強制的な処遇やたとえ同意があったとしても，治療のために自由を制限され，周囲から圧倒される経験をすることが恐くて症状を出すことに抑制がかかる，あるいは周囲に期待することをあきらめ，症状が消褪するなどの機能があるでしょう。また，病的体験の強制的な抑制による自己コントロール力の回復という意味もあるでしょう。そして，再発を防ぐために投薬と病気理解のガイダンスが行われます。

　しかし，われわれが一番大事だと思っている人とつながりなおす，人からのお世話を受けながら周囲を信じる力を得るということは，この短期入院システムでは難しくなります。精神症状が重いときは，もっとも混乱した，しかし心を開いているとき（開きすぎてはいますが）と言えますが，そのときにがっちりと受け止めてもらうという経験はその先のその人の人生にある種のまとまりというか碇ができたようなものです。われわれにとっては，そういう関わりを，入院の代わりに地域で展開することが大きな課題です。入院の代替になるのが，福祉施設における入所や地域生活を支えるシステムになります。周囲とつながり，自分の居場所があるということは，大きな支えとして生きていく力になります。医療が精神保健福祉サービスの一部となったのは，福祉も含めて提供しないと人生の救いになりにくいという意味もあります。

　宿泊型自立訓練施設（旧援護寮）は，生活を支え，その生活の中で居場所とつながりを再獲得するために，有効な施設です。地域の駆け込み寺というか緊急避難としてのショートステイもありますし，ゆっくりと1，2年かけて，人とつながりながら自立の練習ができる施設でもあります。それらとデイケアや就労支援施設，地域活動支援センターを組み合わせ，地域生活をしていくことで，地に足がついた自立生活ができます。イタリアなどの地域ベッドというイメージに一番近いものになります。

　医療機関が関わりながら，こういった福祉サービスを利用して安定した地域生活をするということは，多機能型精神科診療所でこそできるものです。

Ⅲ　人の理解と支援のポイント

　多機能型では人間理解の基本を共有することが，各部門との連携にもつながりますし，一本軸にもなります。その結果，どのような支援をするかを決めることになります。この理解と支援のポイントは，どの年代の利用者に対しても同じです。私たちスタッフは，当法人内のどこ

に勤務していてもどの職種にあってもほぼ共有しています。スタッフは症例検討や日々のミーティングの中で議論していくことを積み重ねて，人の見方が養われていきます。第9章では各部門の活動を紹介していきますが，まずは，その理解と視点のポイントを下記に示してみます。

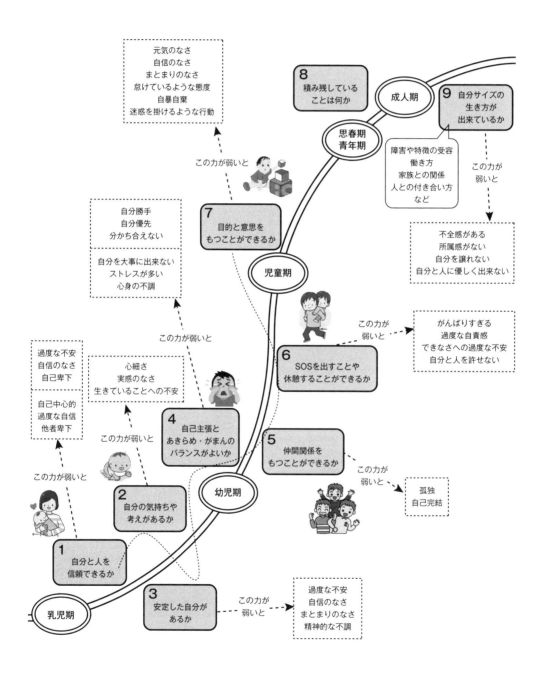

図8-1　人の理解と支援のポイント

1 自分と人を信頼できるか

　これはボウルビィの『愛着』やエリクソンの『基本的信頼感』と同じものです。心のもっとも根っこのところにある力です。

　この力は，言い換えると「生きていればいろいろなことがあるけれど，でも，まあ，大丈夫と思える力」「決して100点満点ではないけれど，よくも悪くもこれでいいと思える力」でしょうか。この力が弱いと，自分のことを悪く思いすぎたり，逆に自分のことだけをよく思いすぎたりします。そのことにより，人が自分よりもよく見えて，とても苦しくなったり，人を許せず，人と繋がれなくなったりします。

　支援のスタートは，利用者と信頼関係を築いていくことです。そのとき，その場で起きること，利用者が表現していることを大事にし，当人はもちろん，仲間と共有していきます。それは，赤ちゃんが家族に大事にされることと同じ経験になります。時間はかかりますが，最も大事にしなければならないポイントです。

2 自分の気持ちや考えがあるか

　「あなたはどう思う？」「あなたはどうしたい？」という問いに答えられるかという視点です。誰でも答えられるように思われるかもしれませんが，幼い頃から周りの人に大事にしてもらってこそ，できるようになることです。いろいろな人間関係において，「あなたはどう？」と尊重してもらえると，自分の気持ちや考えが育ちます。

　自分の気持ちや考えをあまり持てない人は，どこか心細い感じがするようです。自分の内側がしっかりしていないので，いろいろな実感に乏しくなってしまいます。

　私たちは，患者，利用者に「共感と尊重」の姿勢をもって関わっていきます。ゆっくりと「あなたはどうですか」と話し合い，このやりとりを通して，患者や利用者が，今までよりもさらに自分の気持ちや考えを持てるようになると考えています。

3 安定した自分があるか

　前述の『信頼感』と『自分の気持ち』が備わってくると，「自分」が安定してきます。この「自分」はエリクソンの『アイデンティティ』でしょうし，フロイトの『自我（境界の強さ）』でしょう。いずれも青年期にその葛藤が顕著になるものですが，どの年齢においても，そのときの「自分」が育っています。

　「自分」が安定していないと心が漂ってしまいます。何かを好きになったり夢中になったりすることができず，諦めや寄る辺なさ，無力感が強くなってしまいます。

　『信頼感』と『自分の気持ちや考え』に満たされた「自分」を育てることは，子育ての大きな目標でしょう。子育ての目標は，そのまま対人支援の目標でもあります。

4 自己主張とあきらめのバランスが良いか

　「自分」が育ってきても，人は他の人と一緒に生きていけなければなりません。「自分」だけ

ではだめで，「自分も人も」のバランスが大事になります。自分を主張することと，それを諦めたり我慢したりすること，その両方の力が必要です。

このバランスの悪い人は，自分を主張しすぎて人と分かち合えなかったり，人に受け入れられなかったりするでしょう。反対に，自分を消し過ぎて，人から利用されたり支配されたりすることもあるでしょう。

そのため支援は，一対一の関係だけでなく，集団での経験も大事にしていきます。人と関わりながら，人とぶつかったり失敗したり，ときに傷ついたり傷つけたりしながら，バランスの良い力を身につけていってもらうことをサポートします。

5　仲間関係を作ることができるか

人と関わること，人と関係を深めることは簡単なことではありません。スムーズにいかないことや何が起きたのかわからないこともあります。傷つけたり，傷つけられたりすることもあります。人の心は見えないだけに，仲間という絆を信じることが難しくなることもあります。

集団療法，デイケア，就労支援，生活支援では，とくにこの点を支援することができます。一緒に時間を過ごし，いろいろなことをやりながら，少しずつ関係が深まっていきます。仲良くなることが怖いときも，誤解されてしまったときも，どうしたらいいのかわからないときも，スタッフや仲間が一緒に考え，関係を作っていきます。

6　SOSを出すこと・休憩することができるか

真面目な人は，つい，がんばること，完璧にやることが大事だと考えがちです。心のバランスを崩してしまった方は，そうなったこと自体を「自分ががんばれないからだ」と考え，「もっとがんばらなければいけない」と思っていることが少なくありません。けれども，大事なことは「できることをコツコツとやる」ということです。そのために「SOSが出せる力」「休憩できる力」が必要です。

支援では，患者，利用者の歩みに寄り添う中で適度なSOSと休憩を示唆し，感覚的・体験的にこの力を身につけてもらうことを目指しています。

7　目的と意思をもつことができるか

これは自分の未来に向けた力です。「今」だけで精いっぱいな方，過去が「今」とうまく繋がっていない人は，なかなか未来に目を向けられません。傷ついたことが多く，自分と他者を信頼できない人も，これから先の時間を信じられないことがあります。遠い未来だけでなく，1週間後とか明日，あるいはもっと短い"今日の午前中だけ""30分だけ"といった期間でも，自分を保てない場合があります。そうすると，自暴自棄になったり，怠けて何も考えていないように見える状態になったりします。

その人の一歩一歩に寄り添うことが支援になります。患者，利用者の向かいたい方向を一緒に探し，共有して，後をついて行ったり，少し先にいたり，待ったりしながら，一緒に歩んで

いきます。

8　積み残していることは何か

　ここまでお伝えしてきたように，人は，赤ちゃんのときから少しずつ大切な力を身につけていきます。それでも，すべてが100％というわけにはいかなくて当然です。ほどよく身につけた力もあれば，そのときには十分でなかった力もあります。それを，その後のいろいろな対人関係の中で，何度もくりかえし身につけていくのです。

　そのような意味で，われわれの支援は端的に「育て直し」と言われます。力を一つずつ育てるわけではありません。一対一と集団の人間関係全体の中で，何度も幼いところ（十分でなかったところ）から経験し直し，学び直して，多くの力を育てていきます。

9　自分サイズの生き方ができているか

　人は「人それぞれ」「個性的」な存在です。いろいろな生活があり，いろいろな働き方があります。「こうあるべき」という基準はありません。どの人も，「自分はこれでいい」と思える生き方ができれば幸せでしょう。

　どんなふうに働きましょうか？　フルタイムで働けるでしょうか？　どのような仕事なら続けられそうでしょうか？　福祉制度の利用を検討することが必要な場合もあるでしょう。病気のこと，特徴のことは，自分ではどんなふうに考えているのでしょう？　家族（親やきょうだい）は理解してくれたり協力してくれたりするでしょうか？　友達とはどうでしょう？

　そんなことを，「自分は？」という視点で整理していくことが大切です。人として大事なことを自然に大事にしながら，自分らしく，自分ができることをコツコツとやっていける「自分サイズ」をそれぞれが見つけていけるよう，スタッフも一緒に歩みながら支援していきます。

ワンポイント：ことばを育てる言語聴覚士

「ことば」。人間と他の動物とを決定的に分けている要素，それが「ことば」です。人間は生き抜くためにことばによる意思疎通の術を生み出してきました。「ことば」は生み出され，育てられて今の姿になりました。人は人との交わりの中でしかことばを獲得していくことはできません。人との関わりがない状態で成長してもことばを操ることができないのです。

ことばの育ちは生まれる前から始まります。聴覚は母の胎内にいるときから発達し，母のお腹の中で外界の声を捉えています。そして，生まれたときに母に声をかけられて声の主との対面を果たすのです。ことばをかけられるこの最初の出来事から言葉の育ちが始まります。

お母さんや周りの人達にたくさんのことばをかけられて育った赤ちゃんはやがて自分から働きかけるようになり相互の交流が始まります。相互の交流，これこそがことばを育てていくために最も大事な関わりになります。相互交流はやがて物を真ん中にした共感性を伴った交流へと発展していきます。共感性を持つということは共通のサインである「ことば」を持つということに繋がっていきます。

「ことば」を育てていくためには共感を伴った相互交流が必要であり，周りの人たちとともにさまざまな体験を通じて豊かに関わることが大切なのです。豊かなことばを育てるためには赤ちゃんの時代から発信したことを受け止めてもらい，返してもらう体験が必要なのです。

(吉川治)

コラム：こころの病気が変化してきた

30年前には，不登校が増えはじめ，家庭内暴力等が話題になってきました。パニック障がいや虐待も遠いアメリカの流行りものという感じでした。その後，境界例という概念が広がったり，拒食症，過食症が増加したり，思春期の問題が増えてきました。この10年ほどは，ひきこもり，発達障がいの爆発的増加がみられています。虐待もこの20年ほどどんどん増えています。それと関連しPTSDや解離性障がいもポピュラーなものになりました。うつ病はこの20年で非常に一般的なものになり，うつは誰にでもありうるものになっています。

疾患ベースでの変化だけでもダイナミックですが，症状ではなくて情緒発達の面での特徴がみられます。人と安心していられない（基本的信頼感が育っていない），未熟な衝動に支配されている，被害感が強い，自己肯定感が低いなどがみられます。その結果，人と折れ合う，人と相和すという対人場面（集団場面）はとても苦手になっています。これらが，新しい疾患の出現に関係しているものと思われます。

また，家庭の維持がうまくいかないことにも関係しているものと思われます。あるいは，結婚に魅力を感じないことにもかかわっています。つまり病気だけではなく人が変化してきているのです。

(大嶋正浩)

Ⅳ　心理療法

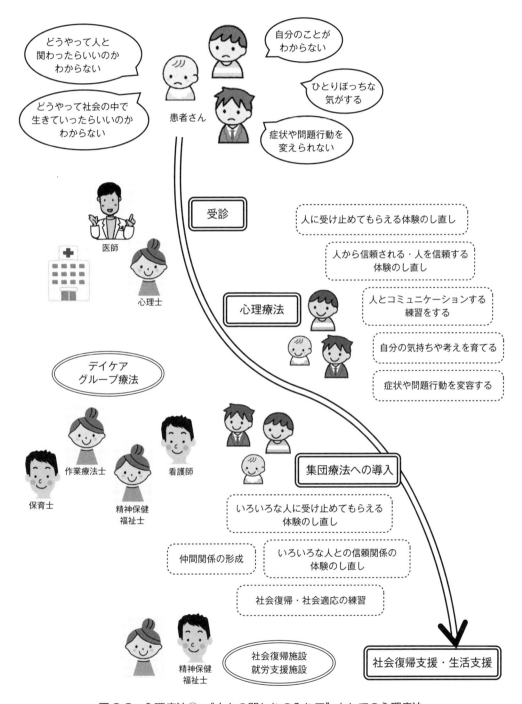

図 8-2　心理療法① "人との関わりの入り口"としての心理療法

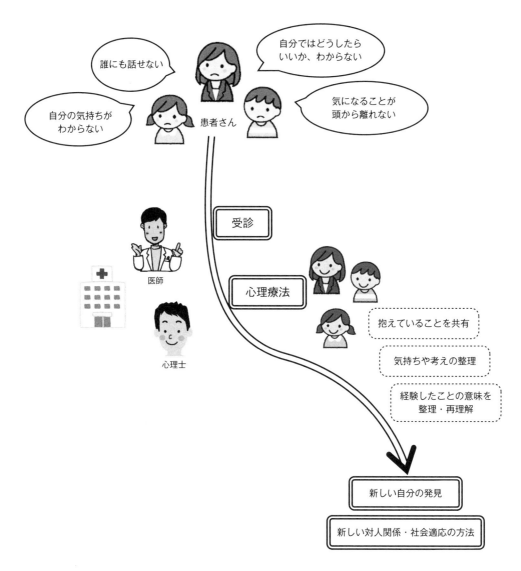

図8-3 心理療法② 人生を支える心理療法

1 心理療法の役割

「心理療法って何をやっているの？」一緒に働いている仲間からも，ときどき尋ねられる質問です。たしかに何をやっているのでしょうか。心理学の教科書に書いてあることとは異なるかもしれませんが，2種類に整理してみたいと思います。

1）"人との関わりの入り口"としての心理療法

精神科・心療内科を受診する人の中には，「どのように生きていったらよいのかわからない」という深い悩みを抱えている人がいます。「自分は生きていていいのか」「ふつうにするのが難

しい。どうしたらいいのかわからない」というような不安を抱え，人と接することを避け，孤独になっている人がいます。

　このような場合の心理療法では，第一に，基本的信頼感・安心感を少しずつ取り戻してもらうことを大事にします。治療者は，患者が示す不安や悩み，症状や問題行動をSOSととらえ，背景にある意味や理由を理解しようとします。患者は，治療者に受け止められる経験を積み重ねます。患者と治療者は，時間をかけて，お互いに信頼し合う関係を構築します。治療者は，患者にとって，あらためて経験する人間関係となります。

　治療者との安心できる関係を基盤にして，患者は，自分の気持ちを感じ直したり，言葉で表現したりすることができるようになります。問題となっている行動を変えていけるようにもなります。患者の「自分らしさ」が次第に満たされてくると，他の人たち（集団）や社会と関わりたい意欲とエネルギーも高まってきます。そうすると，次の段階として，集団療法やデイケアを利用したり，社会復帰に向けた訓練を行ったりすることもできるようになります。

　このような心理療法は，患者にとって，人との関わりを再スタートさせ，社会への扉を開けるための支援という意味があると考えます。

2）人生を支える心理療法

　受診する人の中には，学校や仕事などの社会生活を送り，家族や友人などとの対人関係は持ちながらも，それが上手くいっていないという人がいます。「今のままでいいのかな」と迷ったり「どうしたらいいかわからない」と困ったりしている人もいます。自分のことではなく，家族のこと，お子さんのことで困っている人もいます。実は辛いトラウマ体験や誰にも言えない秘密を抱えている人もいます。重いものを一人で抱えて生きづらくなっている人たちが，精神科・心療内科を受診しています。

　心理療法では，日常生活とは切り離された時間と空間で守られながら，一人で抱えてきたことを整理することができます。最初は，何を話せばよいのか，戸惑うことでしょう。こんがらがった状態をほどいていくのは，簡単ではありませんので，戸惑いも自然なことです。それでも自分の言葉で話をし続けていくと，糸口が少しずつ見えてきます。自分が心の奥で感じていたことに気づいたり，今までとは違う見方ができることに気づいたりします。

　そうやって，複雑だった問題が少しほどけ始めると，いろいろなことの意味づけが変わってきます。表面上は今までとそんなに変わることのない人間関係と生活でも，感じ方や受け止め方，対処の仕方が変わり，「大丈夫，やっていける」という安定感も感じられるようになっていきます。

　このような心理療法は，患者が今までの人生について振り返り，これからの人生を少し違う方向に向いて歩むことを支えるものと考えます。

3）心理療法を行った事例
〈症例〉A　男児　初診時10歳6カ月（小5の4月）
〈主訴〉泣きながら走り回るのがとても頻繁になり，大変苦しそうなので（走らなければいけないと自分を追い詰めているようです……父）
〈家族歴〉
父方：父方祖父は大変忙しく厳しい方で，お父さんは甘えた記憶はなく，面倒見の良い優しいお姉さんと仲良くしていたよう。Aに対しては，あまり怒らないようにしてくれていたが，一旦怒ると怒鳴る，脅す感じの怒り方になっていた。
母方：母方家族は，気の荒い人が多く揉め事の絶えない家族だったとのことで，お母さんは小さい頃の記憶はあまりないと泣きながら話された。お母さんはAの兄を出産後，気分の波の激しさに気付いたと話された。お母さんはアトピー性皮膚炎を患っており，不安定になると目も開かなくなるほど酷くなっていた。
兄：2歳上。小さい頃からお母さんにだいぶ厳しく叱られ，怒鳴られたり叩かれたりしていた。行き渋りが度々あった。
〈生育歴〉
満期自然分娩にて出生。よく眠る赤ちゃん。始歩は9カ月半。言語発達は1歳6カ月健診では問題なかったが，3歳時健診では，オウム返しあり，2語文が言えるか言えないかという感じで遅れが指摘された。何となく周りの言っていることは理解している感じで，事後相談では「まぁいいでしょう」と言われた。発達は全体的に遅めだが動きは活発。3歳のときに父方祖父と母方祖父が病気になり，家の中がばたばたで落ち着かず。兄はAが生まれてからはやきもちが酷く，その対応で母親はいつも兄の方ばかり見ていた。Aはそんな母親をボーっと一人遊びをしながら見ていた。母親は「一人遊びをしているからいいか」と放っておくことが多く，「見過ぎる，聞きすぎる子なんです」とAのことを話していた。また，怖がりで敏感，蝶々・うさぎのキャラクター・暗い所・キーボードの音などを怖がった。3歳で幼稚園に入園，先生には「繰り返し言わないとわからない」と言われ，これまでは従順だったのがうまくいかず爆発するようになった。一方で，友達に押されて怪我をしても誰にも言わず，泣くこともなかった。「大きい声で泣け」と親からは言われるが泣けずに，しくしく泣く。言いたいことが言えずに混乱することが多くなる。小学校4年の3学期頃より，泣きながら怯え切った顔でワーッと走ってパニックを起こすようになり，「軽くないと走れないから」と食事制限も始める。5年になっても続き，「走れ」という考えが湧いてくる，と頭を叩くようにもなり，焦燥感に駆られて走らずにはいられないというようになり，当院受診につながった。
〈初回面接時の様子〉
心理士が会いに行くと外で走っており，名を呼ぶと痩せて小さな子がびくびくした表情・硬い動きでちょこちょこと走ってきた。二人で部屋に入るとちょこんと椅子に座る。来院理由を問うと，おじいさんのような話し方で「えー，そうですねぇ……相談したいことがあってですね〜。うまくいかないことがあると，それはうまく走れないせいだと思うようになったんで

す。おかしいとも思うんですけどね」とぽつぽつと話をする。学校生活については「一人でプロレスしている」。家族についても，父・母そして「兄とはあまり仲良くないですね，言っちゃいけないけど巨体，だからつぶされる。158cm，48kg。僕はその半分くらい」触ると本当に細い。(細いね，ご飯は？)「食べてる」(大きくなりたくないの？)「うん，空気抵抗とかあるし，まぁ大人になるまでには140cmくらいにはなりたいな」(大人に，大きくなりたくないんだね)「そうですね」と。「僕も質問していいですか？」好きなものをお互いに話す。

手の皮膚も黒っぽく乾燥した肌艶をしており，話しぶりからおじいさんのような印象を受ける。話をしている間，目は合うが，心理士を通りすぎた何かを見ているみたいと何度も感じる。爪や毛玉をいじりながら話すが，ふと顔をあげて目が合うと時間が止まっているように感じる。一緒にいて今までの孤独な生きざま，辛さが痛いほど感じられ，よくたどり着いてくれたなと思う，同時にここまでしないとたどり着けなかった苦しさを思う。枯れたお爺さんのようでもあり胎児のようでもあるAが，安心して大きくなっていくことを支えていくことを治療目標とした。

〈経過〉
1～2週間に一度来院され，すごろく・粘土・スポーツなどをしながら話をする。

* 小5，5月～夏：眉間にしわを寄せて走り顔にはひっかき傷「走るだけじゃすまなくなってきちゃったんだ」過去の話が出る。「ずっと1人だった」「お母さんには泣いたりするとすぐ叱られるし，お父さんも4月の前は怖くてあまり目も合わせられなかった」話す口調は「～でさ，～だもん」となり幼くなってきて可愛くなってくる。ささくれをいじったり，傷を引っかいたり，垢をこすったりしながら話す。最初は触れるとビクッとなったがだんだん怖がることなく，くっついてくるようになる。大分子どもっぽくなるが，表れは激しくなっていく。身体の痛みを訴えるようになり，心理士が抱きとめるまで唸り声をあげながら泣いて走り，辛い，寂しいと言うようになる。体中の血管が浮き出るような感じで力を入れ，心理士に身体を預けて押しつぶされたような声をあげて泣く。「足りないのは走るのではなく，わかってもらうこと，優しくしてもらうことなんだ」と言うようになる。「だんだん動けなくなってきたんだ」と訴えるようになり，大きな口を開けて「あーん」と赤ちゃんのように泣くようになる。笑顔も出るようになり，表情も柔らかくなり親にも期待し始めるが「やり過ぎってほどやらないとわかってくれないんだ」と。

* 小5秋：「なんだか僕普通になってきちゃって，今までは化け物のように少し食べただけでたくさん動けたのに，たくさん食べないと動けなくなってきたんだ」ととても甘えた感じで話すようになり，心理士にもたくさん質問をする。学校は無理せず半日にする。

* 小6春・夏：体が少し大きくなりそれを喜べる。

* 小6秋冬：ボードゲームが座ってできるようになる。給食を食べるようになる。1月には「1秒ごとに日時が過ぎていくのが怖い。もう元には戻らない。時間は戻ってこない，いつ死ぬかもわからない，明日死ぬかも，今やらなかったらずっとできない。そういう不安・怖さがあるんだ」中学については全部心配。

* **中学1年春〜夏**：友達に意地悪を言われ呪文を唱えるようになる。「夜寝る前暗いと死ぬの怖いなと考えちゃう」友達関係が上手くいかず，嫌われている気がすると。「疲れているときとか，時々頭の中が空っぽになる，何も考えられなくなり，目は見えるけど聞こえなくなって喋れない。脳みそがしびれているみたい，大丈夫なのかな」と。
* **中1秋〜冬**：「今はいいけどこれからもし大きくなったりしたら，みんなは僕のことがわからなくなるんじゃないか」と話す。「友達とうまく遊べない，みんなの遊びたいものと違う」春休みになると2年生になることが不安になる。
* **中2春〜夏**：背が大きくなる。「思ったより大丈夫」と宿泊訓練にも参加。「悩んでいることがある，夏バテなのか疲れるんだ」「この性格はどうにかならないか，言いたいことが言えないんだ」
* **中2秋**：面接時「ここに来たら急に……なんだか急にだるいんだ」家では強迫行為が急増。「関節が痛い，膝も痛い，〈胸を指さし〉ここがどんどん腫れてきている気がするんだ，癌なんじゃないか痛いんだ」と泣く（疲れていたり，不安だったり，心配なことがあることも関係するよ）「やっぱりそうか，その通りだと思う。実は悩んでいる，学校がものすごく疲れる，いいことは何一つない，何の才能も能力もないって言われるんだ，その通りなんだ。行きたくない，このままだと生きていけるか，生きることは何とかできるかもしれないけど，でも……」と泣きながら話す。心理士はずっと身体をなでながら聞く。声変わり，成長痛にショックを受ける。「成長するってことは大人になるってことだ，大人になったらもう子どもには戻れない，こんなんじゃ生き延びていけないよ，これじゃだめだ，もっと人に合わせないとダメなんだ，でもできないんだ」
* **中2冬**：「自分の意見を言ったり，言いたいことを言うとよくないことが起きる気がする。ちょっといいことが起きると死ぬ前だからじゃないかとか怖くなる」過去の辛い話しを思い出し話すことも増える。小さい頃の死んでしまうような不安・恐怖がでてきている。
* **中3〜**：親御さんはなかなか学校を休むことを認められないが，Aの感じている怖さ不安を何度も伝え，学校を休んでゆっくりすることを認めてもらう。2学期頃より当院の子どもデイケアに参加するようになり，居場所・仲間ができる。高校は私立校を受験，合格する。不安になると怖い考えが浮かんできたり，息ができない，飲み込めないような症状を呈しながらも，高校では気の合う仲間ができ楽しく通うことができた。休日には趣味の世界を楽しむようになり，そのお土産を持って面談に来てくれるようになる。大学・大学院に進んでも，間隔をあけ通院していたが，現在は「なんか寂しいな」と言いながらも受診は終了し，遠方で就職している。

4）まとめ

　心理療法の基盤は人と人の出会いです。けれども，心理療法は，特別な人間関係でもあります。心理療法では，患者のこれまでの人生をできるかぎり深く理解し，患者の内的な世界に寄り添い，患者に伴走して，困りごとを軽減・緩和，解消する支援をしていきます。

2　臨床心理士の役割

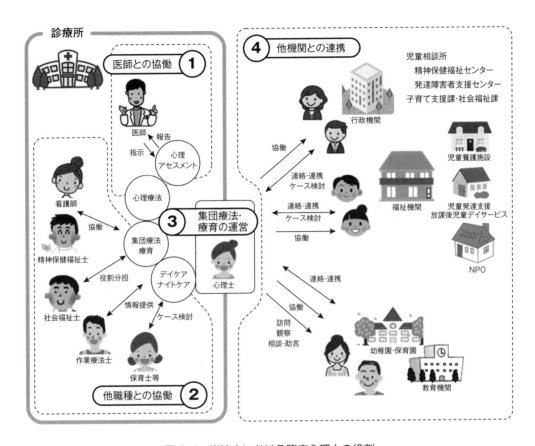

図8-4　当法人における臨床心理士の役割

　ここでは，多機能型診療所で，臨床心理士がどのような役割を担っているかについて，紹介します。多機能型診療所では，臨床心理士は，面談室を越えて，さまざまな役割を担います。臨床心理士の仕事は患者の地域生活を支えることにありますから，患者の必要に応じて，患者と同じように他職種や地域とつながる支援になるのは自然なことと考えています。

1　医師との協働①

　診療所には医師がいます。医師が心理士に指示をして，心理士は心理アセスメントおよび心理療法を行います。心理アセスメントでは，心理検査，情報収集を行います。心理療法では精神分析的心理療法を基本として，カウンセリング，遊戯療法，行動療法等を行います。

2　他職種との協働②

　診療所には，看護師，精神保健福祉士，社会福祉士，作業療法士，保育士等，さまざまな職種のスタッフがいます。心理士も，他職種のスタッフと一緒にデイケア・ナイトケア・ショー

トケア(集団療法・療育)を行っています〈協働〉。

患者が心理療法とデイケア等を並行して利用する場合には,心理士とデイケア等のスタッフとが密に連携していきます。心理士がスタッフに事前に患者のことを伝え,受け入れる準備をしてもらいます〈情報提供〉。心理療法でできること,デイケア等でできることは異なりますので,両方がうまくリンクしていくことで効果的な支援となります〈役割分担〉。心理士は,患者の思いや状態を代弁してスタッフに伝えることもありますし,患者がスタッフや他の利用者と直接かかわっていくことを手伝うこともあります。スタッフから様子を聞いて,患者と心理療法の場面で話し合うこともあります。

このような協働を支えるのは,全職種が参加する日々のミーティングとケース検討会・勉強会です。日々のミーティングでは,その日の活動を振り返り,患者の様子を確認・共有します。ケース検討会では,患者の生育歴・家族歴を理解し,症状や現在の状態の意味を理解していきます。勉強会では,日々の業務に必要な基本的な事柄や,患者をより深く適切に理解するために必要な知識,先達の考え方を学びます。

診療所には,多くの専門家が勤務しています。けれども,法に則る必要のある場合以外で職種によって業務制限されることは,まずありません。それぞれのスタッフが,目の前の患者に必要なことを考え,他職種と協働して取り組みます。私たちは資格の枠を超えて,「人の人生をサポートする専門家」でありたいと考えています。

3 集団療法・療育の運営③

心理療法と同じく,心理士がリーダーとなって集団療法や療育を行います。集団の活動の中でも個人一人一人に注意を向け,状態や行動の意味を理解しながら関わることができます。また集団の力動,メンバー同士の関係,スタッフとメンバーとの関係を把握しながら,そのときに必要な介入をしていくことができます。

4 他機関との連携④

当院の心理士は,他機関に出向いて勤務しています。他機関での勤務を含めて,法人の正規職員として雇用されているスタッフが多くいます。このような働き方をすることによって,地域のさまざまな支援者と顔を合わせることができ,臨機応変に生き生きとした支援を行っていくことができます。

行政機関・・・①浜松市発達支援広場　②保健所心理相談
福祉機関・・・①児童養護施設心理士　②児童発達支援および放課後等デイサービス心理士
　　　　　　　③保育所等訪問支援員　④NPOスタッフ
教育機関・・・①スクールカウンセラー　②適応指導教室心理相談員　③教育委員会スーパーヴァイザー

以上のような協働や連携を通して，私たちは「多機能型の支援」を身につけてきたと思います。心理療法でできることと，他の力を頼った方が良いことを考えられるようになり，患者にとって必要な協働と連携を身につけてきたと思います。私たち支援者自身が，「多機能型」であることに支えられているのでしょう。それは，目の前の患者を多方向からエンパワメントする（力づける）ことにつながります。ぜいたくな話かもしれません。でも，とても自然で必要な形だと思っています。

（医師　　大嶋　正浩）
（臨床心理士　大場いずみ）

第9章
療育部門

　先進的な取り組みをしているイタリアのアレッツォの実践では，幼児期から大人までの精神保健福祉活動をしています。暮らしやすい地域を作るには，乳幼児期から大人までの支援が必要であるというのが私たちの主張です。大人の発達障がいの増加やうつ病，双極性障がいの増加にも幼児期の体験や発達障がいの存在が示唆されるようになっている現在，より早期からの一貫した支援が必要とされつつあります。当法人も中高生の診療が中心でしたが，次第に低年齢にも広がっていき，現在は2歳前後からの子どもたちをフォローしています。

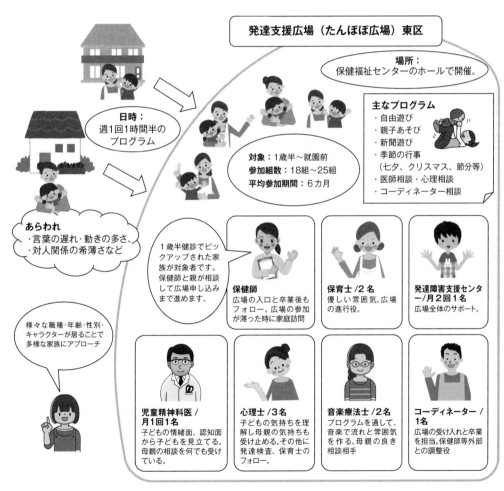

図 9-1　発達支援広場の流れ

1　乳幼児期

1）発達支援広場（たんぽぽ広場）とは

　浜松市は発達支援広場を設置しており，「おおむね1歳6カ月から就園前の年齢で，対人関係の障がいなどの発達障がいの疑いがあり，集団での早期療育的アプローチの必要があると思われる幼児とその保護者［対象児は各区健康づくり課（母子保健を担当する部署）からの紹介］であり，保護者同伴での参加を原則とする」としています。

ⓐ発達支援広場の日時など

　開催は年間40回，ほぼ週1回で，1回あたり1時間30分です。参加者は年間を通じ1会場60組程度であり，1回あたり20組前後参加します。各々の親子の平均参加期間は約半年です。

ⓑ発達支援広場のシステムと特徴

　発達支援広場の流れを図9-1に示しました。①行政と民間が協働して開催，②他機関・多職種が関わっていることが特徴です。

ⅰ．行政と民間が協働して開催

　発達支援広場は民間団体が行政から委託を受け開催しています。行政と民間が協働で開催することで支援の幅が広がり，地域に密着したシステムとなることが可能です。開催場所が各区の保健センターや区役所内であり，参加親子が通所しやすいことも大きなメリットです。当法人は，浜松市の東区と中区の一部を担当しています。

【発達支援広場参加まで・参加時・卒業時の保健師さんとの連携】

　1歳6カ月児健康診査から参加までのコーディネートを保健師が担当しています。健診でピックアップされた親子が少しでも安心してたんぽぽ広場に参加できるよう，担当地区の保健師が丁寧に関わり，つなげてくれています。

　東区の発達支援広場での療育は当法人が実施していますが，発達支援広場の様子は，随時保健師と共有しています。参加時，不安が見られたり，参加が滞ったりするときは，保健師が母親へ電話連絡したり，家庭訪問をしています。

　また，卒業に関しても，母親，発達支援広場コーディネーター（図9-1参照），保健師と協議をします。卒業後も保健師のサポートは続き，切れ目のない支援を意識しています。卒業時重要となるのは，専門機関へのつなぎです。これに関しては後述します。

ⅱ．他機関・多職種が関わっている

【他機関との関わり】

　前述のように保健師と協働するだけでなく，発達相談支援センターとも連携しています。その他に，区社会福祉課の家庭児童相談員や地域の保育園の保育士が研修も兼ねて参加していま

す。このように見ると発達支援広場自体が地域の連携の一つの形になっていると考えられます。

【多職種との関わり】
　発達支援広場は，集団で子どもを見ることに長けた保育士を中心にさまざまな職種で運営されています。その他，医師，心理士，音楽療法士等も携わっています。
　当法人が担当している東区の発達支援広場の特徴は，メインの保育士のとてもあたたかいキャラクターで，発達支援広場全体の雰囲気を作っているところです。心理士は，子どもの気持ちが手に取るようにわかり，子どもは「わかってもらえる」と感じ，人と関わることを求めるようになります。ベテラン音楽療法士は，どっしりしており，母親の相談に乗ったり，ときには甘えさせてくれる母ちゃん的存在です。

【発達支援広場での医師の役割】
　発達支援広場の特徴の一つに，月1回，医師も参加し相談にあたっていることが挙げられます。東区では児童精神科医師が参加しています。医療機関への受診は保護者にとって敷居が高いものですが，医師が発達支援広場で相談を受けてくれることで，母親は相談しやすくなります。医師は発達面と生活面の相談の中から，子どもの情緒的，認知的な特徴を理解し，子どもおよび家族を見立て，今後の関わりや支援について助言します。母親にとっては医師との相談を通して，安堵したり，今後の子どもとの関わりを考える大切な機会となっています。

2) 発達支援広場の機能について

ⓐ支援の入り口
　市の事業ということから，専門機関へ行くことと比較すると，入り口としては敷居が低くなっていると思われます。それでも，母親は発達支援広場に参加することに対してどのような思いを抱くのか支援者側は配慮をする必要があります。自分の子どもが1歳6カ月児健康診査でピックアップされた思いはさまざまでしょう。また，初めて支援をうける体験は，その後の支援の原体験となります。支援者は，子どもの思いと同時に母親の思いも大切にしながら関わっています。

ⓑ早期療育の場
　診療所でさまざまな年代の方とお会いすると，いかに早期に傷つきや苦しみを体験したかを痛感します。1歳半という早期に親子と関われる機会を持てることは，発達支援広場の大きな強みです。その後の人生における救いにもなると思われます。
　発達支援広場のプログラムは母子の愛着の視点を大切にした構成です。母子のつながりを意識しながら，まずは，発達支援広場に来てその場に安心していることを目指します。自由活動の時間の中で関わったり，母親とお話したりすることで，個別性をもった支援をしています。さらに，医師相談，心理相談，発達支援広場コーディネーターとの話し合いも実施しています。

ⓒ 必要な支援へつなぐ

　子どもの状態によって，発達支援広場の卒業後の支援を考えていきます。子どもの状態を母親に，どの時期に，どの様に伝え，どう理解していただくことが望ましいか，支援者間で協議します。経過が良好な場合，卒業後は地域の子育て支援広場の紹介や保健師の見守りへつながっていきます。支援が必要な場合は，専門機関へつないでいます（表9-1）。この際，母親自身の気持ちの整理も必要なので，丁寧に対応していきます。ときには母親自身の生い立ちに触れることもあり，少しでも前向きに子どもの成長を感じ，次のステップへ進めるよう細心の注意が必要です。

表9-1　発達支援広場から専門機関へつなぐとき

- 子どもにとって，人数の多さや会場の広さ等の刺激が強く，周りと関わることが難しい場合
  ⇒個別療育，親子集団療育
- 広場での支援を通して母子のつながりができ，少人数の中でより母子の愛着を深めることが子どもの成長につながる場合
  ⇒親子集団療育
- 安心できる環境の中で同世代の子どもたちと関わることで，仲間とともに楽しむ体験が必要な場合
  ⇒親子集団療育，児童発達支援事業，子育て支援広場
- 母親自身もストレスフルな状況で，母子が一緒にいることでお互いが苦しいため，日中離れることが必要な場合
  ⇒児童発達支援事業

【多機能型診療所が発達支援広場を行うメリット】

　最後に，多機能型精神科診療所が発達支援広場を運営することのメリットを表9-2にまとめました。診療所のスタッフは，乳幼児期から成人まで関わっており，人の成長を経験し，イメージを持つことが可能です。乳幼児期に何を大切にして，どのような支援を行ったら，子どもたちが将来安心して生活していくことができるかイメージすることができることは強みであると思われます。

　また，福祉サービスを含めさまざまな社会資源と連携することに習熟してより子ども・親のニーズに合わせた支援をすることが可能です。

　診療所で学童期以降の子どもたちに会うと，幼少期の軽度の発達のアンバランスさ，育児不安，母親のうつ，虐待のエピソードなどが聞かれます。乳幼時期にケアを行うことは，将来の精神疾患や虐待の予防になると考えられます。発達支援広場のような早期支援には多くのメリットがあり，子ども，家族にとって必要な支援であると考えられます。

表9-2　多機能型精神科診療所が発達支援広場を運営するメリット

- スタッフが医療機関でフォローをした経験を元に，子どもの成長をイメージしながら必要な支援を考えることができる。
- 多機能として，さまざまな社会資源との連携を想定して，支援にあたることができる。
- 早期に子ども・家族を支援することで，思春期以降の精神疾患発症の予防となりうる。
- スタッフが実際に幼児期の子どもと関わる研修の機会となる。

2）他機関，多職種とつながるために

　多機能型診療所はさまざまな機能を持ち，ニーズに合わせて支援が展開されることが特徴の一つです。しかしながら，さまざまな問題を抱えた子ども，家族を支えていくためには一診療所の関わりのみでは困難であり，地域のさまざまな社会資源，例えば，保健センターや児童相談所など行政機関等とも連携することが必要となってきます。

　では，連携とは何を目的に，何を大切にしていけばいいのでしょうか。ここでは，他機関，多職種と連携していくために大切にしていることを述べます。

ⓐ連携の目的

　子どもに対する思いや考え方は，専門機関，職種，人柄などでさまざまです。子どもが安心して生活していくために関わる人たちが協働していくことが連携の目的の一つでしょう。

　連携をする際には「見立ての共有」が大切になると考えます。子どもがどのような家族背景の中で，どのような特徴をもち，どのような思いで今まで生きてきたのかを共有することが，連携する上で重要になると考えます。

ⓑ保健師と連携していく上で大切にしていること

　日頃からお世話になっている保健師との連携を例に，大切にしていることを考えていきます。

ⅰ．私たちがどんな存在なのか知ってもらう

　はじめて連携をするとき，相手にとって，自分の領域に馴染みのない存在が入り込んでくると感じられるのではないかと思います。そこから，「今まで自分がやってきたことを批判されないか」「邪魔されないか」という不安や警戒心が出てくることが考えられます。

　まずは，私たちは敵ではないこと，子どもについて考えていく同じ立場であることを理解していただくことが必要です。そのために，ひたすら連携先の希望に応えるところから始まります。お会いしたときは「必要なことは何でも言ってくださいね」と伝えています。

　また，はじめに限ったことではないですが，相手に対して「こう考えてください」「（自分たちは）これができる」ということを頭ごなしに押し付けると，連携どころか対立関係に陥りやすいものです。常に丁寧さと謙虚さを心がけています。関係性は対等，もしくは，こちらがや

らせていただく立場であることを意識しています。

ii．相手がどんな存在なのか，どんなことが持ち味か知っていく

　一緒にケースに取り組んでいくとさまざまなことに気づきます。例えば，保健師は妊娠期からケースに関わり，子どもの身体的情緒的な発達を把握しながら，状況に応じて家庭訪問を行うなど，生活場面に寄り添いながら支援をしていることを知ります。不安を抱えた母親に限らず，すべての母親において心強い存在です。このように，相手がどのような存在か，持ち味は何かを理解していくことで連携のイメージが広がっていきます。

iii．相手から提案されたこと，頼まれたことは，できる限り引き受ける

　iと重なりますが，相手と関係を築いていく上で，重要なことであると考えられます。例えば，保健師が関わるケースの中で医療受診が必要となった場合など，診療所としてもできる限り対応いたします。

　相手が必要なときに，必要な支援や情報を提供できることで，連携の選択肢の一つとしてわれわれを考えてほしいと願っています。

　しかし，ケースの中では，お互いの見立てや支援が異なることもあります。基本は，相手の思いを聞きながら，落としどころを模索しますが，子どもにとって不利益になることだけは決して譲らないようにしています。ただし，連携が深まるにつれて，このようなことは減少していきます。

まとめ

　連携の仕方はさまざまであり，これが正解ということはありません。しかしながら，連携先と良い関係を築き，協働し支援にあたることは，間違いなく子どもにとって有益に働くでしょう。連携を積み重ねることにより，地域というチームが出来上がるのが理想であると考えられます（表9-3参照）。

表9-3　連携する上で大切にしていること

① 自分たちがどんな存在なのか，何ができるのが知ってもらう
② 相手がどんな存在なのか，どんなことが持ち味か知っていく
③ 相手から提案されたこと，頼まれたことは，できる限り引き受ける

3）母親が子どもとつながる過程

ここでは事例を通して，母親が子どもとつながる過程を説明致します。

ケース①やり取りを通して，母親と子どものつながりが快いものとなる
（A君　1歳11カ月　男児）

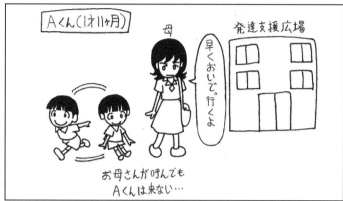

動きが多く，声をかけても言うことをきかないA君。母親はいつもイライラしていました。

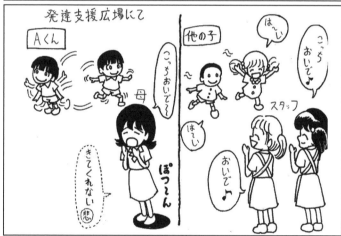

広場でもA君は動き回っていて，母親はポツンと立っていました。母親へ声をかけると「他の子は母親の元へ帰っていくのに自分のところには戻ってこないんです。いつものことですから」と，寂しい表情で半分あきらめたように話しました。

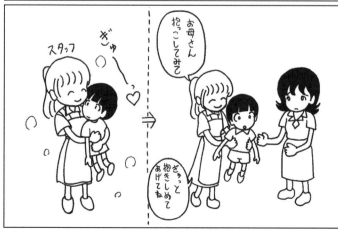

まずは，スタッフが抱っこをして，A君に抱っこされる感触を味わってもらいます。
その後，母親に抱っこしてもらうことで，A君には母親に抱っこされる感触を，母親には抱っこする感触を味わってもらいます。

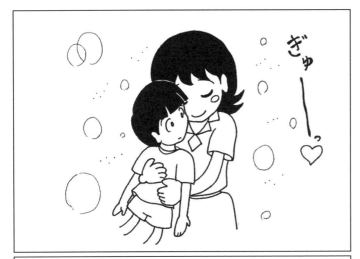

抱っこを通して，親子でつながる感覚を体験します。
繰り返し経験していくと……

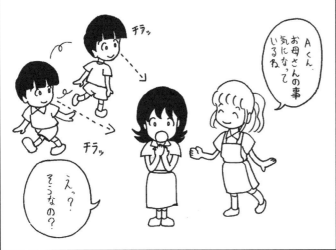

すると，A君は動き回りながらも母親をチラチラ見ながら意識するようになります。母親にとって，今までにない体験になります。

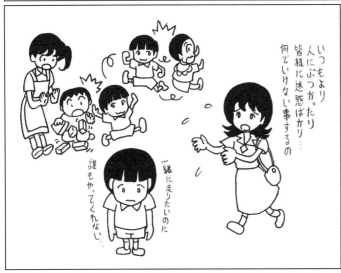

あるとき，広場で，他の子とぶつかったり，ちょっかい出したりが止まりませんでした。母親は困ってしまいますが，子どもには，子どもなりの思いがあります。

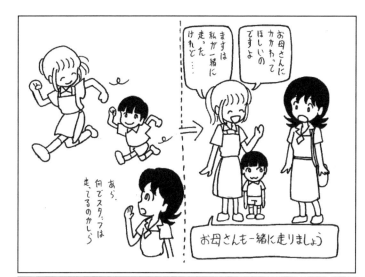

スタッフは子どもの「一緒に遊びたい」気持ちを感じ，子どもと一緒に走ります。その後，母親にA君の気持ちを代弁し，関わりを提案します。

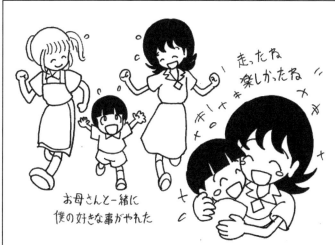

A君は自分の気持が通じてとても嬉しい気持ちになります。母親もA君と通じ合え嬉しい気持ちになります。最後は，親子でぎゅっとして，気持ちを共有します。

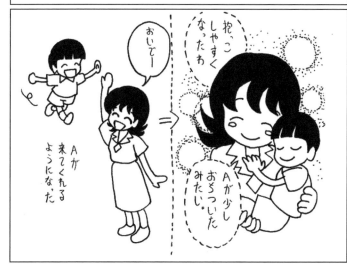

5カ月後，動きも少しずつおさまってきました。母親が声をかけるとA君は嬉しそうに母親の元に戻ってくるようになり，抱っこされることに喜びを感じているようでした。母親も穏やかに子どもと過ごせるようになりました。

ケース②正しい遊び方を教えようとする母親（Bちゃん　1歳9カ月　女児）

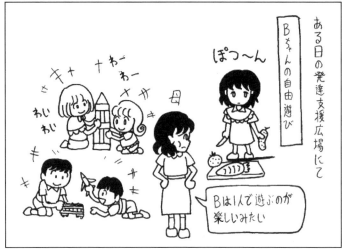

いつも一人でままごとで遊んでいるBちゃん。母親としては，やり取りが上手く行かず困っていました。

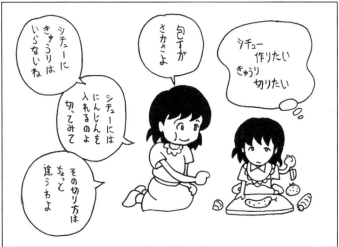

お母さんなりに道具の使い方など，教えてみますが，なかなか反応が見られません。Bちゃんなりに思うことがあるのですが，母親の気持ちとBちゃんの気持ちがうまく噛み合いません。

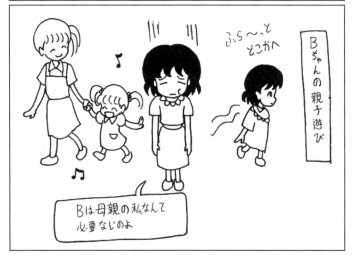

他の親子は親子あそびを楽しそうにやっているのに，Bちゃんはふらふらと一人で何処かへ行ってしまいます。母親はショックの気持ちでいっぱいです。

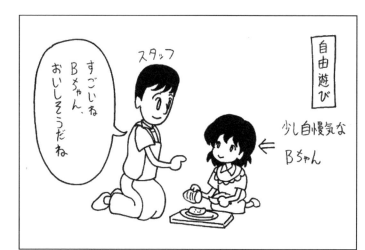

スタッフはBちゃんの気持ちに寄り添い，Bちゃんがやりたいことを一緒にやりながら，できたことを褒めます。すると少しずつ，Bちゃんの反応に変化が見られました。

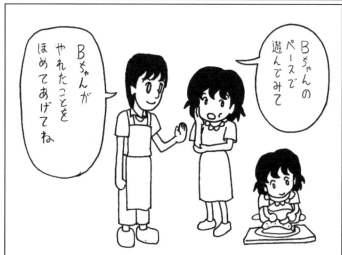

母親に，Bちゃんとの関わり方を提案し，3人で遊んでみることにしました。

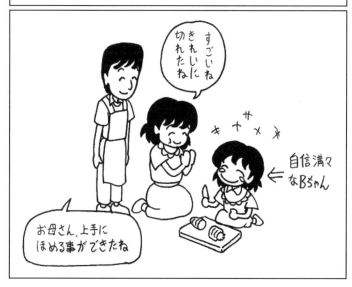

母親もBちゃんに合わせて遊んでみるといつもと反応がちがいました。スタッフは母親の関わりを認め，労います。

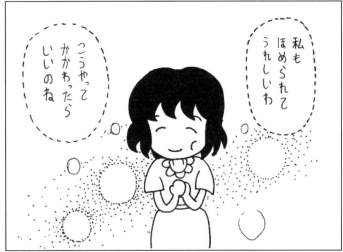

自分の関わりに自信が持てず,不安だった母親にとって,周りから認められることは,母親の支えになります。

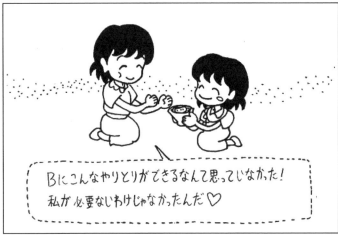

その後,Bちゃんの気持ちに母親が寄り添いながら,遊ぶことでやり取りが増え,親子の絆は深まっていきました。

ケース③個別教育の必要性を母に理解してもらい,医療機関の受診につなげる
　　　　（C君　1歳10カ月　男児）

〈経過〉

　C君は多動傾向と,理解の遅れで発達支援広場へ来ました。発達支援広場ではスタッフと目が合うだけで大泣きでした。C君は周りで何が起きているかわからず,とても怖い思いをしている様子でした。すぐに静かなところに場所を移し,母親からお話を伺いました。

　本児は第2子で,4歳の兄がいました。兄の養育がに手がかかった一方で,C君は大人しかったため放ったらかしだったそうです。母親は,C君と関われていない自責の念はありましたが,兄の幼稚園の用事優先で広場への参加意欲はありませんでした。しかし兄の幼稚園で,C君のことを相談したところ,広場への参加を勧められ来所されました。C君の言葉が増えないこと,気に入らないことがあると癇癪を起こすことが気になっていました。今まで,母子ともに大変だったことを労い,本児の状態を見て,集団ではなくまずは1対1の関係性を通して自分の世

界を誰かにわかってもらう体験が必要であると考え，専門機関での療育を提案しました。母親はC君に対して「何でずっと泣いているのかわからなかった」と涙を流し，その後当院を受診することになりました。

この年代，兄弟も年齢が低く，また，上の子の育児に追われ，下の子に目を向けることが難しいケースは多く見られます。兄弟のことを含め，母親の心配として相談を受けること，必要な支援へつなぐことで展開したケースです。

ケース④養育困難感が語られることにより，家庭の状況が明らかになってきた
　　　　（Dちゃん　2歳3カ月　女児）

〈経過〉

Dちゃんは，言葉の遅れと対人関係の希薄さで発達支援広場へ来所しました。母親は10代で妊娠出産しました。母子ともにとても緊張感があり，周囲を寄せ付けない雰囲気でした。まずは，母親が発達支援広場へ来てくれたことを労うことからはじめました。毎回，声をかけ3カ月ほど経ったあたりから，次第に母親も家庭の不満やこれからの不安を語るようになってきました。その中で，一人で日中子どもといることでストレスがたまり，Dちゃんに対して激しく怒ってしまうこと，父親からDちゃんへの激しい暴言や，生活費を入れないなどのネグレクトが疑われる状況が見えてきました。虐待への対応も想定し，地区担当保健師，区の社会福祉課，発達支援広場スタッフでケース会議を行いました。その後，家庭児童相談室が家庭に介入し，父親とコンタクトをとるようになりました。また，母親の負担を軽減するために，児童発達支援事業所を週5日利用することになりました。

母親と少しずつ関係を作る中で，気持ちが緩み，自らの大変さを語ってくれたことで展開したケースです。また，多機関が連携することでさまざまな角度から家庭に介入できたと考えられます。

ケース⑤母親自身の過去のつらい体験が語られ，母親への支援が開始される
　　　　（E君　1歳7カ月　男児）

〈経過〉

E君は言葉の遅れ，対人関係の希薄さで来所しました。細かいほこりに注意が向いたり，狭いところが大好きでした。こだわりがあり，自分が思っていることと違うことがあると，癇癪やパニックがあるとのことでした。母親にはべったりで，どこに行くにも一緒でした。母親は線が細くて，ピリッとしており，どこか声をかけづらい印象でした。それでも，スタッフは母親に「頑張っているね。大丈夫？」と声をかけ続けました。母親は次第に家での大変さを語るようになりました。あるとき，心理相談で自分の過去を語り始めました。母親は小学校4年生の頃より周りに馴染めず，不登校となりました。母親の母（E君の祖母）は，学校へ行けない母親に対してヒステリックに怒ったとのことでした。母親は自分の気持ちを誰にも言えず「自分は周りに迷惑をかける存在」と感じていました。自分の子どもが生まれたとき，自分の母親

と同じような子育てをしたくないと思っていましたが，話しながら，同じことを本児にしていると気付かれました。母親は涙を流していました。「ずっと，一人で抱えてきていたんですね」と声をかけ，これからも一緒にE君に関わっていくことを伝えました。その後，母親は医療受診を決め，現在親子療育に通っています。

子育ての中で，自身の子ども時代の体験を再体験することが多く見られます。母親がどのような思いで，今まで過ごしてこられたかを丁寧にお聞きすることで展開したケースです。

4) 受診後の支援（学童期まで）

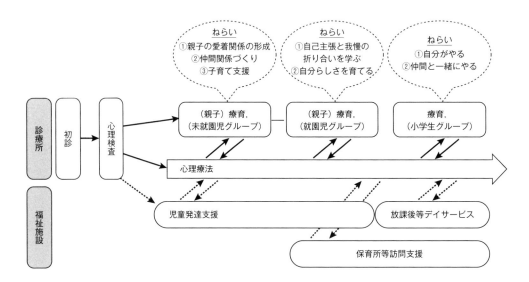

図9-2　受診後の支援（学童期まで）

クリニックを受診するきっかけとして幼稚園・保育園，学校，保健師，発達障がい相談支援センター，教育相談支援センター，福祉施設等からの紹介が多く見られます。ほぼ1時間の枠を取り，医師が診察します。スタッフが診察室で補助として子どもと遊ぶこともあります。ケースごとに親との話や子どもとの話の割合は違いますが，とにかく初回の見立てをして当面の方針を出します。幼児期，学童期の子どもに関しては，2回目からは並行して心理療法を実施することが多いです。

ⓐ心理検査

当院では，乳幼児期には主に「新版K式発達検査2001」「田中ビネー」等の発達検査を用いて，アセスメントの一助としています。検査は，心理士が子どもに施行します。保護者は多くの場合，同席し，検査中の子どもの様子を見学します。その他には，「津守」「遠城寺」等の聞き取りの検査を用いたり，「PARS」を用いたりして，特徴を把握しています。

就学時期には「ウェクスラー式知能検査」「K-ABC」等を併用して知的な力の特徴や情報処理・認知の特徴を理解したり，「SCT」等の自答式検査，「描画検査」「ロールシャッハテスト」等の投映法検査を用いて情緒面や総合的な人格面の特徴を理解していきます。

検査結果は，心理士が作成した詳細なレポートをもとに，主治医から子どもと保護者に伝えます。子どもと保護者には，その場でわからないことを質問してもらいながら，本人についての理解を深めていただけるようにしています。レポートは持ち帰って，その他の家族と理解を共有していただけるようにします。

ⓑ心理療法

心理士が治療担当となり，個別的・定期的に支援します。幼い子どもの場合には保護者も同席した心理療法を行うことが多いです。必要に応じて，子ども，保護者のそれぞれに担当心理士が付くこともあります。年齢や主訴（解決したい事柄）に応じ，カウンセリング，遊戯療法，行動療法，ペアレント・トレーニング等，さまざまな方法で支援していきます。

ⓒ親子療育（未就園児グループ）

主に幼稚園に入園する前の子どもと保護者が参加しています。スタッフは，臨床心理士，作業療法士，精神保健福祉士，保育士，音楽療法士等で，多様な専門性を持ったチームとして療育を行っています。

この時期の親子療育のねらいは，第一に「親子の情緒的な絆（愛着関係）を作り，深めていく」ことです。子どもに"人と心がつながる体験"をしてもらい，親子で"一緒にいて楽しい"という体験をしてもらうことで，親子関係を深めていきます。メインプログラムは「親子遊び」ですが，子どもからお母さんへ「抱っこして」とか「抱っこじゃなくてオンブがいい」といったリクエストが出ます。「今日はやりたくない，見ていようよ」ということもあります。親子の間の交流がスムーズで，両者が"嬉しい気持ち"を共有できること，そのような体験が療育支援となっていきます。そうでないときには，スタッフが子どもと保護者の間に立ち，両者をつないでいく役割をします。

1	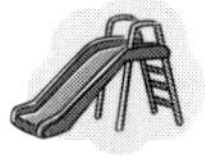	じゆうあそび
2	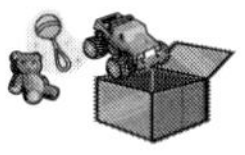	おかたづけ
3	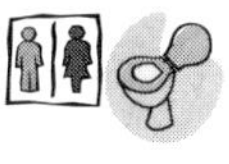	トイレ
4	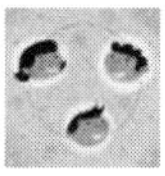	おやこあそび
5	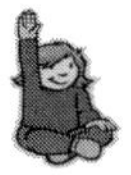	あいさつ
6	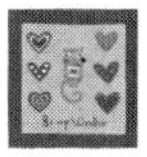	シールはり課題あそび
7	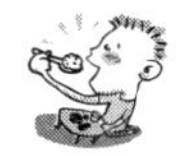	おやつ
8	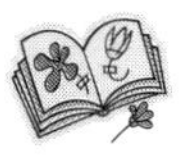	えほん
9	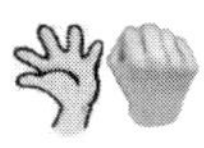	てあそび
10	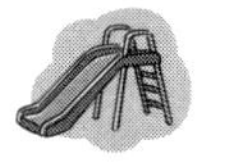	じゆうあそび
11	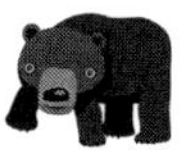	さようなら
12	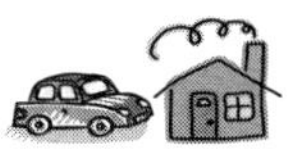	かえる

図9-3
未就園児親子療育のプログラム例

第二のねらいは，「子どもたち同士の仲間関係を作る」ことです。子ども同士で一緒に同じ遊びをしたり，真似し合ったりする交流を大事にしています。取り合いやケンカも大事な交流です。言葉が十分でない時期に，子ども同士が自主的に関わりあい，自分たちで見つけた楽しい遊びを大事にしてあげることで，人とつながる力やコミュニケーションの力が育ちます。子どもから発生した遊びを，スタッフが一緒に遊んだり，お母さんや他の子どもを誘ってみんなで遊んだりします。そうやって脱線しながら，またプログラムのメニューに戻っていきます。自発性と枠やルールを守る力の両方が育っていきます。

　さらに，このような交流の中で，どんな気持ちも十分に体験できるように支えます。療育にくる子どもの中には，まだ十分に感情が分化していないお子さんもいます。また転んで痛いときや辛いときに，上手に泣けないお子さんもいます。親子療育の中では，ポジティブな"嬉しい・楽しい"という気持ちはもちろん，泣いたりぐずったり怒ったりする気持ちも，十分に体験し，率直に表現できるようになってほしいと考えています。

　保護者には，子どもについて，発達段階と特徴を説明したり，対応の工夫を一緒に考えたりします。日々の子育てについて具体的なアドバイスをしたり，親同士で話し合う機会を作ったりして，子どもを共に育てていく関係を作っています。

　ここで一つ，事例を紹介します。

〈症例〉F男児
〈経過〉
　F君は，元気よく生まれ，身体発達も順調で，お母さんとの愛着関係もできていました。ですが，お母さんは少し不器用なところがあり，子育てに対する不安が強く，産後から保健師さんが関わりを継続していました。1歳6カ月児健診では，お母さんの不安に加え，F君の対人交流感が少ないこと，興味の幅が狭いことが心配されて浜松市発達支援広場に参加することになりました。
　発達支援広場では，一人で車で遊ぶF君と，そばにはいるものの関わりを持てないお母さんの姿がたびたび見られました。広場からの紹介で，当院を受診し，親子療育を開始しました。
　親子療育の場面では，F君はなかなか楽しむことができませんでした。お母さんにくっついて隠れ，みんなの様子を見ていました。あるいは，「お家で車で遊ぶ」と言って，療育が終わるのを待っている様子もありました。
　スタッフは〈F君は駐車場で見学だよね〉とF君の気持ちと行動を尊重するようにしました。また，療育の前に30分早く来てもらい，スタッフとF君，お母さんと3人で遊ぶようにしました。するとF君は急にスタッフのことを「一緒に楽しい時間を過ごす人」と認識したようで，2，3回後には療育場面で親子遊びを楽しめるようになりました。お母さんも，療育前の30分では「F君の遊びに合わせて遊ぶこと」を経験し，療育の親子遊びでは「決められたことを一緒に楽しむこと」を経験し，F君と遊ぶことを楽しめるようになりました。スタッフの遊び方

や関わり方をお母さんが真似るようになり，二人でも仲よく遊んだり，「もうおしまい。帰ろうね」と切り上げたりする様子が見られるようになりました。

　F君は，順調に幼稚園に通っています。後から親子療育に参加してきた子どもたちの良いお兄さんになり，見本となってくれたり，スタッフのお手伝いをしてくれたりするようになって，就園前の親子療育グループを卒業となりました。

ⓓ親子療育（就園児グループ）

　主に幼稚園の年齢の子どもと保護者が参加しています。このグループのねらいは，「自己主張と我慢の折り合いを学ぶ」ことです。子どもたちは，ジャンケンのルールから学び，簡単なルールのある遊びを楽しみ，"1番"を取り合ったり譲ったりします。子どもたちは私たちが思っている以上にいろいろなことを理解し，できるようになっていますので，大人が指示をすれば，その通りにもできます。ですが，それに偏らないよう，子どもたちの主張を聞き，子ども同士がもめたり相談したりしながら決めていくことを大切にしています。

　また，幼稚園で経験することを予習・復習できる機会としても，この療育場面を活用しています。子どもたちは幼稚園で集団での活動を経験していますが，指示に従っているだけであることが少なくありません。実は社会的対人的交流のルールを，よくわかっていない場合や勘違いしている場合もあります。療育では，対人交流のルールやマナー，スキルなどをゆっくりと繰り返し学んでいけるよう，配慮しています。

　さらに，学習の基盤となる力として，遊びの中で"ことば"や"かず"の世界にも触れています。療育の中でこのような遊びに触れることで，家庭でも親子で取り組むヒントになります。

　ここで一つ，事例を紹介します。

〈症例〉G男児
〈経過〉
　G君のお母さんは，不器用で不安や心配の強い方でした。G君出生後には，家族から，早く仕事をするように言われ，かなり早期に保育園に預けました。けれども，G君の情緒不安定さが目立つようになり，お母さんも器用に仕事と家庭，育児をこなすことが難しく，1歳前に仕事を辞めました。

　1歳6カ月児健診では，ことばの遅れ，理解の遅れに加え，多動と対人関係の薄さが心配され，浜松市発達支援広場に参加することになりました。G君は広場で走り続け，お母さんはスタッフに心配事を相談し続けました。お母さんは，「子育てを助けてほしい」と言って，当院を受診しました。

　未就園児の親子療育では，「この親子遊びはやるけれど，これはやらない」と自己主張が強く，なかなかスムーズに過ごすことができませんでした。それでも，身辺自立は整い，よく話すようになり，お絵描きやブロック等，好きな遊びもできて，幼稚園に入園しました。幼稚園では

朝の支度を覚えることや新しい課題に戸惑うことはありましたが，丁寧に支援され，楽しく通園していました。

親子療育も，未就園児グループから就園児グループに移行しました。けれども，はりきって参加するもののマイペースになりすぎて他児に乱暴することがあったり，皆と同じようにするのが照れくさくて，ふざけ過ぎたりすることがありました。それは家でも見られていた様子でした。お母さんとスタッフは，その都度，『やりすぎ』『それはなし』と落ち着くまで対応しました。

次第にG君はお母さんにくっついて甘えるようになり，赤ちゃん返りのような態度を見せることも出てきました。同時に，幼稚園での落ち着きが増し，新しいことの受け入れがよくなり，交友関係が広がりました。療育の場面でもほめられ嬉しそうにするようになり，うっかりお友達に強く出てしまったときにも「ごめんね」と言えるようになりました。G君の元気やおふざけは，他の子どもたちにとって愉快なものであり，それに憧れる子もいます。

ⓔ児童発達支援

児童福祉法によって市町が指定設置する通所事業です。保育園や幼稚園のように，保護者から離れて集団での活動を経験します。朝の登園後，集団遊び，昼食，お昼寝までを，スタッフと一緒に過ごします。子どもにとってわかりやすい環境を整え，子ども同士で真似しながら学習していけるようにプログラムや関わり方を工夫しています。他人であるスタッフを信頼し，頼ることを体験的に学んでもらうことで，親子関係が変化したり深まったりしていきます。保護者にとっても，子どもと離れた時間を持つことで，子育てに一息つくことができ，子どもの発達や成長を受け入れることができるようになります。

児童発達支援は，クリニックで実施される心理療法や親子療育，及び幼稚園との並行利用ができる事業です。子どもの成長発達や必要に応じて，支援を組み合わせたり移行していきます。

児童発達支援事業で関わった事例を二つ紹介します。

〈症例〉H男児
〈経過〉

言葉は「アンパンマン」等の単語が少し出る程度で，かなり不明瞭，視線は合いにくく，こちらの指差しや声かけに対する反応もほとんどなく，場面の変化や気分の切り替えが苦手なH君（3歳9カ月）。母親は，H君が求めることに頑張って合わせようとするのですが，ポイントがずれており，結局付き合いきれず疲れてしまっていることもあり，母親が少し休息の時間をもてるように，年少になる年に児童発達支援事業さんぽみちを利用することになりました。

コロコロタワーや型はめ等繰り返す要素の強いおもちゃがお気に入りのH君は，基本的に1人の世界で完結してしまいがちなので，追いかけっこや抱っこやおんぶなどのスキンシップ，高い高いやくるりんぱなど，1対1で身体を使う遊びをたくさんすることで人とのつながりを感じてもらえるようにしました。そうすることで視線が少しずつ合うようになり，このスタッ

フとこの遊びをしたい，というような期待をするようになりました．ことばの発達については，H君が言ったことをスタッフも繰り返して言ってみたり，類似する言葉や関連する言葉を返していくことで，それをH君も真似するようになり，少しずつ発声がしっかりし，語彙も増え6カ月ほどで2語文が出るようになってきました．

　この頃H君が，同じグループの子の攻撃対象になってしまいその子と同じ部屋で過ごすことができなくなってしまったので，その子から物理的に離すためグループを変更しました．しかし，場面の切り替えが苦手なH君は，グループ変更に伴って部屋が変わったことに混乱し，また叩かれたりすることの恐怖感から，どちらのグループにも入れなくなってしまいました．今まで安心できていた世界が急に安心できない，信用できない世界になってしまったH君に今一度安心感を持ってもらうため，H君のやりたいこと（部屋に入りたくないので主に外に散歩）に，毎日同じスタッフがとことん付き合うことを続けてみました．玄関やトイレの扉を勢いよく閉めたり，その戸を開けたときにスタッフが「ばあ！」と出てくるのが楽しくて何度も繰り返すことで，楽しい思い，心地良い思いをスタッフと共有しました．またおんぶされた状態でスタッフがジャンプしたり走ったり倒れそうになったりすると大笑いするので，嫌な気分を切り替えたいときにおんぶして遊ぶということを繰り返すうちに，怖いとき，泣けてしまうときに自分から「おんぶ！」と求めてくるようになり，気持ちの切り替えも以前より早くなってきました．皆と同じ部屋にも，このスタッフと一緒であれば少しずつ長く入れるようになり，部屋に入れなくなってから約2カ月で特定のスタッフが側にずっといなくても，皆と一緒の部屋で過ごせるようになりました．

　特定のスタッフと気持ちを共有する経験を重ねたことで，人と関わる基本的な安心感が再構築され，多少嫌なことがあっても気持ちを切り替えることができるようになったり，困ったときにスタッフの手を引いてアピールできるようになったり，また言葉も単語から2語文3語文が出るようになるなど，情緒の面でも発達の面でも急激な伸びにつながったのだと思います．

〈症例〉I男児
〈経過〉
　未就園で年長になる年齢まで家族以外の集団で過ごした経験がなく，威圧的な母親に厳しく育てられ，不安と怒りでいっぱいのI君（5歳6カ月）に対する支援．母子家庭で，曾祖母の年金のみで家族4世代がせまい家で生活していました．初めて自宅を訪問したときは，玄関前にできた大きな水たまりでなんの躊躇もなく水遊びを始め，全身水浸しになってもまったく気にせず，砂利の上を裸足のまま平気で走り回っており，転んで血が出ていても泣きもせず，動物のような感じでした．普段からあまり外で遊ばせてもらえず，外に出るチャンスを得て，ここぞとばかりにテンションを上げて遊んでいる感じでした．

　通い始めた4月当初は非常に不安が強く，自分の周りにいる子はほとんど敵，という感じで，突き飛ばしたり髪の毛を引っ張ったりすることが目立ちました．母親は，言うことを聞かない児に対して，かなりきつい口調と態度で接しており，スキンシップはほぼなく，スタッフと話

をするときもかなり不機嫌でした。I君は自分を見てほしい，自分と遊んでほしいという思いが強いのですが，うまく気持ちを伝えられず激しいスキンシップを求め，またスタッフに上手に甘えている子，自分の攻撃からスタッフに守られている子を見ると嫉妬心からしつこく手を出してしまいました。自分の思い通りにいかないときは，激しい癇癪を起こし，しばらく気分の切り替えができませんでした。当初，広い部屋で8人ほどのグループで支援を始めましたが，あまりに周囲の刺激に反応してしまい落ち着かないため，小さい部屋で刺激を減らし，3，4人の少人数のグループで支援することにしました。

　最初は身体でぶつかり合える男性スタッフと関わることが多かったのですが，特定の女性スタッフと安定した関係ができてくると，不器用ながらも可愛らしくやり取りのある遊びができるようになってきました。心配してほしくて，ちょっとしたことで泣いて痛がるようになったり，安心できる人と環境の中で，情緒や感覚が少しずつ育ってきました。

　4カ月ほどたった頃，以前は怖くて切れなかった髪を短くできるようになり，それと同時期くらいから表情がかなり柔らかくなり可愛らしさが出てきました。仲の良い友達もできてきました。半年ほど経過した頃，次年度小学校入学をひかえていることもあり，7，8人の少し大きなグループで過ごすようにしたところ，以前ほど他児やスタッフに対し攻撃的にならずに過ごすことができるようになっており，人に対する基本的な安心感が育ってきているのだなと感じました。

　「〜したかった，〜に〜されたから怒れる」等，以前ならことばより先に手が出ていた場面でも，ことばで気持ちを伝えることができるようになってきました。母親も行事などでI君と笑顔で関わる姿や，事業所の卒所式のときには涙ぐむ姿も見られました。集団の中で，しっかりと愛着関係を作り，気持ちのやり取りを丁寧に支援したことでI君の行動の現れも落ち着き，母親もそんなI君を可愛く思えるようになったことがI君の成長にとって非常に良い方向に進んだのだと思います。

f 保育所等訪問支援

　児童福祉法によって市町が指定設置する訪問型の事業です。登録された訪問支援員が，保育園・幼稚園・小学校等各種学校を訪問し，子どもの様子を観察した上で，園や学校の先生と対応や支援について一緒に検討します。子どもが保護者から離れた環境で，先生や他のお友達とどんなふうに過ごしているか，年齢に応じた課題にどのように取り組んでいるかを見ることができます。診療所や施設では知ることの難しい様子を見ることができたり，その後の支援のヒントを得ることができます。園や学校の先生とも直接話ができるので，子どもをチームとして支援していく体制づくりに有効です。

ワンポイント：児童発達支援事業所とは

　「児童デイサービス」（障がい者自立支援法），通所サービスの「知的障がい児通園施設」「難聴幼児通園施設」「肢体不自由児通園施設」（いずれも児童福祉法）と障がい種別ごとに分かれていた障がい児施設・事業でしたが，平成24年4月児童福祉法の改正により，利用形態別に統一され，「障がい児通所支援」となりました。また，実施主体が市町村へと移行し，身近な地域で療育を受けられるようになりました。障がいの種別や有無を問わず，発達支援を必要とするすべての未就学児童（「主たる障がい」という規定を除く）が対象です。利用するためには市町村に申請をし，受給者証の発行が必要になります。

　児童発達支援では生活や遊びを中心とした保育を通して，一人ひとりの発達に合わせた支援をしています。子どもたちと生活しているお家の方は育てにくさを感じていることも多く，利用している児だけでなく，子育て支援も事業内容の一つです。また，子ども時期だけの支援ではなく，意欲や安心感，自信，人とつながる力などを育て，成人期に豊かで充実した生活を送ることができるように子どもたちの将来を見通した支援を目指しています。

（石川裕子）

コラム：ダイナミックな子どもの変化を信じる

　「児童発達支援事業所さんぽみち」には，さまざまな特徴を持った子どもたちが日々通ってきます。その中で，通い始めた当初，母から離れられず目もまったく開けないほど固く周りの世界とのつながりを拒否するお子さんがいました。私達がまず始めたことは，この子が安心して関わることのできるスタッフを作り，一緒に楽しく遊べることを探ることでした。一緒に笑い合えるものが増え，1対1の関係は深まりましたが，集団になると不安や怖さから固まってしまい，朝の会の呼名等皆の注目をあびるものは絶対にできません。そこで，この子がどんなタイミングだったら返事ができるのかを探ってみると，バスの中なら元気よく返事をします。それを続けていくうちに朝の会でもいつの間にか返事ができるようになりました。お昼ごはんも頑なに食べませんでした。これはお母さんに協力してもらい，近所のスーパーのフードコートなら食べたので，そこから徐々に食べる場所を事業所に近づけ，部屋を近づけることで2カ月かけて皆と同じ部屋で食べることができるようになりました。このように，理想の姿に子どもを近づけるのではなく，こちらが彼らの世界に歩み寄り，寄り添いながら支援することで，他者との関係を深めながら，その子の世界が急激に広がっていったのだと思います。どういう形でどのタイミングでその変化が起きるのかはわかりませんので，そのポイントを見逃さないようにその子の世界にチャンネルを合わせていくことが支援者の役割だと思います。

（伊藤浩之）

2 学童期

当法人で行っている学童期の子どもへの支援は，図9-4のように医療機関（メンタルクリニック・ダダ，ダダ第2クリニック）と福祉施設（多機能型事業所さんぽみち）の二本柱で行っています。

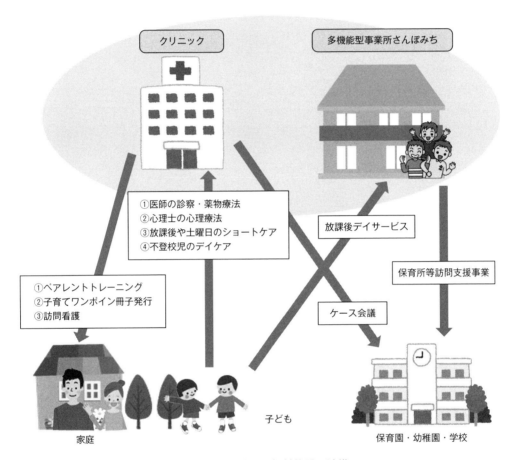

図9-4 医療機関と福祉施設の連携

医療部門と福祉部門，それぞれの特徴とその支援内容について具体的に説明します。

1）医療部門

ⓐ施設

当法人は浜松市内二カ所に精神科診療所を開設しています。メンタルクリニック・ダダ（以下：ダダ）は児童思春期を対象として，平成5年に開院しました。平成12年にダダ第2クリニックは成人を対象として開設しましたが，現在はともに初診数の過半数を18歳未満が占めるようになっています。

そもそも児童・思春期の子どもたちを対象としたクリニックが出発点なので，どの施設も治療的な環境（仲間と身体を動かして活動ができる。音楽発表や劇などができるようなホール，舞台がある。静養できる和室や個室がある）を整えられるように設計されています。

紙面の都合で，今回はダダを中心に取り上げます。ダダには，3つの診察室以外に9つの面談室・プレイルーム，さらにホール，グラウンドがあり，民家風のデイケア棟があります。各部屋はそれぞれ異なる特徴を有しています。6畳ほどの和室，数名で料理ができるような12畳の和室，砂場のあるプレイルーム，箱庭があり少し落ち着いて話ができるような面談室，子どもと工作やテーブルゲームがしやすいような小さめのイスと机のある面談室，大人用の面談室などです。サッカーができる大きなグランドと音響設備の整ったホール，砂場や浴槽がありブランコも設置できる大きなプレイルームは開院時に設置したものです。その後，必要に迫られて改築・増築を繰り返し，部屋が増えていきました。またクリニック周辺の田畑や用水路，神社などは子どもたちの格好の遊び場となっています。

小中学生のデイケア『フリースクールマスカット（以下マスカット）』の活動拠点は，民家風デイケア棟の2階です。そこには，キッチンを兼ねた6畳の和室，6畳，8畳の3つの部屋が連なっています。各部屋はカーテンやパーテーションで仕切ることもできれば，すべてをあけて一つの縦長の空間にすることもできます。

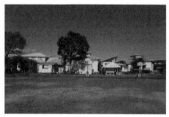
建物全景

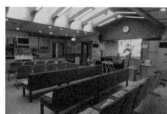
待合室

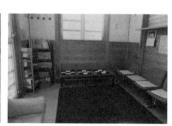
子ども待合室

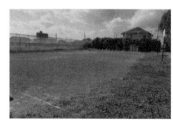
グランド

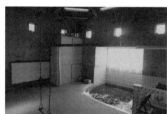
大プレイルーム

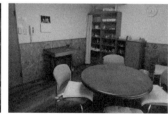
集合面談室

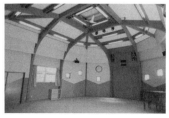
ホール

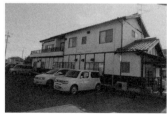
マスカット全景

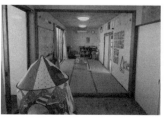
マスカット室内

ⓑ支援内容

続いて学童期の支援内容についての概略です。

ⅰ.医師の診察・薬物療法

　子どもの診察には時間がかかるため,すべての診察が予約制となっています。

　特に初診の場合には,家族本人から丁寧に話を聞き,診断や治療方針を立てていくために1時間以上の枠を設けています。実際には,初診の予約が1カ月～2カ月先になってしまうことがあります。学校,保健所,他の医療機関・相談機関からの紹介の場合には必ず紹介状を持ってきてもらうことにしています。

ⅱ.心理士による心理療法（個別カウンセリング・プレイセラピー）

　対象が子どもの場合には,診察だけでは十分な時間を確保することが難しいために,担当の心理士がつき,心理療法を行っていく場合がほとんどです。二つのクリニックに常勤の心理士13名,非常勤の心理士が14名従事しています。受診する子どもたちの低年齢化・増加にともない,子どもの世界に共感できる支援者の確保が問題となっています。

　学童期の子どもたちを対象にするときには,子ども自身の世界にきちんと寄り添っていくことが必要であり,それを支える保護者の面談も必要に応じて行います。また,不登校児や虐待を受けていた子,発達障がいの子など,対人関係に過敏であったり,衝動のコントロールが悪い子や認知が悪く状況を掴めず不安になっている子については,個別の心理療法により,自己の存在や世界とのつながりの基盤を育んでいきます。

ⅲ.放課後や土曜日のショートケア（年齢や属性に応じた集団療法）

　個別の心理療法を経て安定感と関係が育ってきた子は,療育グループや集団療法,デイケアを利用していくことになります。同世代の子どもと仲間になる一体感や所属感が,子どもたちが生きていくためには必要です。

　また,発達支援においては個別療育と集団療育は相補的な関係にあり,同時に行うこともあります。他の子どもとの関わりや他の親子をモデルにすること,集団の一体感を体験することは集団である療育グループでなければできません。一方で,認知面の発達が未熟であれば,個別療育でその子の見えている世界を把握し,そこにじっくりと付き合いながら,母親を導入していく必要があります。

　図9-5は当法人における二カ所のクリニックのグループの概要です。

　療育が一つの基本の潮流として,各年代のグループがあります。グループの長所は,子どもたちが共に育っていくことにあります。週に1回,あるいは2週に1回の活動を通して,学校以外の場所で仲間を作り,自分の気持ちを表現したり,周りと折り合いをつけることを覚えたり,先輩がやっていることをまねしたりして,集団の中での自分の位置づけを学んでいくこともできます。現在,高校を卒業し,月1回の夕食に参加している子どもたちの付き合いは10

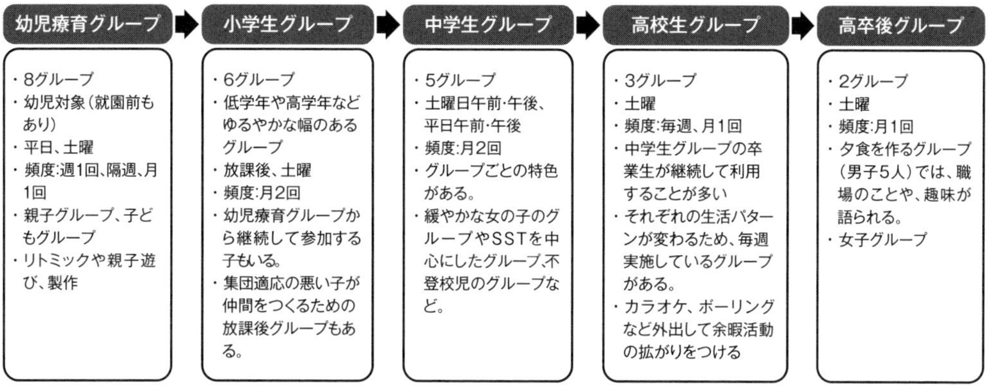

幼児療育グループ	小学生グループ	中学生グループ	高校生グループ	高卒後グループ
・8グループ ・幼児対象（就園前もあり） ・平日、土曜 ・頻度：週1回、隔週、月1回 ・親子グループ、子どもグループ ・リトミックや親子遊び、製作	・6グループ ・低学年や高学年などゆるやかな幅のあるグループ ・放課後、土曜 ・頻度：月2回 ・幼児療育グループから継続して参加する子もいる。 ・集団適応の悪い子が仲間をつくるための放課後グループもある。	・5グループ ・土曜日午前・午後、平日午前・午後 ・頻度：月2回 ・グループごとの特色がある。 ・緩やかな女の子のグループやSSTを中心にしたグループ、不登校児のグループなど。	・3グループ ・土曜 ・頻度：毎週、月1回 ・中学生グループの卒業生が継続して利用することが多い ・それぞれの生活パターンが変わるため、毎週実施しているグループがある。 ・カラオケ、ボーリングなど外出して余暇活動の拡がりをつける	・2グループ ・土曜 ・頻度：月1回 ・夕食を作るグループ（男子5人）では、職場のことや、趣味が語られる。 ・女子グループ

図 9-5　グループ支援内容の概要

年を超えています。

　平成20年に発達支援広場を受託してからは，幼児期の療育グループが1つから年々増えていき，現在は8つになりました。彼らは早期から親子関係の再構築や仲間との一体感を持てるように集団活動を行い，小学校入学後もフォローを行っています。知的な問題や発達的な偏りの小さな子，小学校2年生くらいまで利用して卒業するケースもあります。

　療育とは異なり，小学校で何らかの不適応を起こして受診した子たちのグループは放課後や土曜日に行っています。不登校まで至っていないものの，集団生活が苦手な子どもたちです。学校では孤立しており友達が一人もいない子や，周りの状況がうまくつかめずに被害的攻撃的になる子，自己評価の低下が著しく新しいことには回避的になる子，何かに強くこだわる子もいます。また，一見適応できているように見えても実際には無理をしている子もいます。「だるまさんが転んだ」などの伝承遊びや木工，火おこしなどのアウトドア，工作やテーブルゲームなどをプログラムにしています。ルールの理解や勝ち負けへのこだわり，手先の不器用さなどが目立ちますが，次第に協力することもできるようになります。まともにぶつかりあったり比べられるような仲間を作ること，自分の得意なことや好きなことを再確認し，自分もまんざらでもないと思えるようになること，新たなことにも，時間をかけて挑戦することなどができるようになれば，その後の学校生活や社会生活への参加がスムーズになります。

ⅳ．不登校児のデイケア（フリースクールマスカット）

　小学校低学年から中学校までの子どもたちを対象としています。不登校だったり学校で不適応を起こしやすい子，学校には通えているけどうまく友達ができない子達が，少人数の関わりの中で楽しめる経験や仲間作りをしています。

　火曜日は体を動かす日，水曜は自然探険の日，木曜はアウトドアの日，金曜は創作芸術の日と，曜日ごとに主な活動が決まっています。日々のプログラムをイラスト付きで毎月，案内しています。慣れてきた子どもたちは自分の好きなものを選んで，デイケアに通ってきます（図9-6）。

	日	月	火	水	木	金	土
AM			3 ダダお休み	4 どんぐりをつかって工作しよう	5 木のキーホルダー作り ～完成！～	6 新聞紙で遊ぼう	7 ゆったりグループ
	1	2		・きつつきG・勉強G ・フリータイム	・きつつきG・勉強G ・フリータイム	・きつつきG ・フリータイム	
PM	8	9	10 神社へいこう ～かけっこ、くつ飛ばし～	11 肉まんを作ろう	12 1日外出 「新城総合公園 （忍者公園）へ行こう」 ＊1日外出のため、 活動時間は 10時～14時です。	13 羊毛フェルトを作ろう	14 きつつきG・勉強G
			・きつつきG ・フリータイム	・きつつきG・勉強G ・フリータイム	・きつつきG・勉強G	・きつつきG ・フリータイム	
	15	16	17 武道館へ行こう ～バルーンあそび～	18 森林公園へ行こう ～まつぼっくりひろい～	19 お昼ごはんづくり ～ナポリタンとポタージュ～	20 虹色の塩を作ろう	21 ゆったりグループ
			・きつつきG ・フリータイム	・きつつきG・勉強G ・フリータイム	・きつつきG・勉強G	・きつつきG ・フリータイム	
	22	23	24 ボーリングに行こう	25 お誕生日会	26 火おこし ～焼いも～ ＊午後は買い物に行きます （～14:00で終了です）	27 指あみをしよう	28 きつつきG・勉強G
			・きつつきG・勉強G ・フリータイム	・きつつきG・勉強G ・フリータイム	・きつつきG・勉強G ・フリータイム	・きつつきG ・フリータイム	

図9-6　不登校児のデイケア予定表

一日の流れとしては，午前に主活動を行い，午後は放課後のような雰囲気で自由活動を取り入れており，思春期デイケアひまわりへの参加や学習支援のグループ（勉強グループ，きつつきグループ）への参加も可能です。土曜日は，初めての子がマスカットのスタッフに慣れるための導入グループや勉強グループを開催しています。

集団に対して，傷ついた体験をしている子が多いので，マスカットでいかに自分の居場所を作り，安心感を持つことができるかに細心の注意を払っています。子ども同士のつながりができるように，幼い子がするようなごっこ遊びやぬいぐるみ遊び，感覚遊びを通して，イメージや感覚を共有する機会が増える環境を整えています。怒ることや我慢することなど，極端な形でしか自分の気持ちを表現できなかった子たちが，まわりの影響をうけながら，次第に自分なりの表現をするようになっていきます。子ども同士の関係が深まってくると，自分の思いを主張しつつ，折り合いをつけるようになり，気持ちを分かち合うことができるようになります。

ⓒ 保護者や学校への支援
ⅰ．ペアレントトレーニング（親への心理教育）

「どのように子どもをほめてよいのかわからない」「とにかくいうことをきかないので，厳しく言っているがうまくいかない」と子育てに行き詰まっている保護者は少なくありません。以前は，一人一人に対して主治医や心理士が接し方を伝えていました。同じような悩みを抱えている方が一定数いることから，効率と保護者同士の相乗効果を見込んで全7回のトレーニングを導入しています。現在では年間2〜3グループの運用を行っています。

ⅱ．子育てワンポイント情報『だだっこ通信』の発行

不定期ですが，保護者向けに子育てに関する基本情報や子育てのコツ，心の成長について情報発信を行っています。発達支援広場からの紹介で受診する方は2歳半〜3歳の子が多く，子育ても初めてで自分の子どもをどのようにかわいがっていいのか戸惑っている方も少なくありません。診察や心理面接を補う媒体として，当院の子育てについての方針を伝える一つの方法になっています。

ⅲ．精神科部門訪問看護

精神保健福祉士や看護師が家庭への訪問を行い，不登校やひきこもりになりつつある子への介入を行います。実際には訪問員との関わりによって，外界との接触を再開する契機とします。

ⅳ．ケース会議（関係機関と電話や面接などで支援計画や方法を協議する）

学校との連携をケースワーカーや担当心理士が行います。学校の教員に，子どもの状態を理解してもらうとともに，学校での支援体制を整備し，子どもが過ごしやすい環境を整えます。定期的な学校場面での観察や教員への助言が必要な場合には，前述した福祉の保育所等訪問支援を活用することもあります。

ここで，デイケアで関わった事例を紹介します。

〈事例〉Z　9歳男児
〈経過〉

母親は父親との結婚以前から気持ちの浮き沈みがあり，精神科受診歴がありました。Z君出産後，里帰り中に祖母から家事をするよう言われました。Z君は音に敏感で，些細な音で大泣きをしていました。母親にとっては夜泣きをするZ君におっぱいをあげることが大変でしたが，誰も助けてはくれませんでした。人見知りがひどく，後追いも強くて，トイレまでついてくることもありました。1歳頃，転居をともなう環境の変化によって状態が不安定となりました。保育園の親子広場に参加すると，動きまわって他の子と遊べませんでした。1歳6カ月健診で落ち着きのなさや言葉の遅れを指摘され，フォローを受けていました。外出時には動き回って

迷子になることが何度もありました。Z君が2歳頃，第二子を妊娠しました。2歳後半になり発達支援広場に参加し，集団に対するパニックや排泄の問題がみられ，3歳の終わり頃に当院を受診しました。プレイセラピーや療育グループに参加することで，言葉が増え，まわりの子どもたちとのやりとりや母親に抱っこをせがむことが増えました。4歳手前で児童発達支援を利用しました。母親は父親への不満やZ君の行動に対して腹を立て，手が出てしまうこともありました。小学校は発達支援学級を選びましたが，学習面の遅れと友達と遊ぶことができないことから，2年生の中頃に不登校となりました。母親は，抑うつ状態となり，Z君は周りが怖くなり攻撃的になったり，また不安を抑えるため，奇声をあげパニックになったりしていました。

2年生の3学期に日中は家庭から離れて治療していくため，デイケアに参加することになりました。当初は，母親から離れられず，泣いて大声をあげ，暴力を振るっていました。やっと母親から離れてもずっと目で追いかけていました。Z君は遠くから皆が活動する様子を見ていたので，スタッフもメンバー〈デイケアに参加している子どもたち〉もZ君が集団に入れない状態を受け入れ，それでもいいということを伝えました。Z君はメンバーが近づいてくると，恐る恐る相手を見ていました。メンバーからの働きかけには応じるものの，まだ，自分からきっかけを作ることは難しいようでした。

4カ月経つ頃，初めてスタッフの背中に乗って皆の活動に参加することができました。その時，Z君のところへ女児が割り箸鉄砲の道具を持ってきました。Z君はスタッフと一緒にその材料で割り箸鉄砲を作りました。道具を持ってきてくれた女児はグラウンドに出て他のメンバーと遊んでいました。Z君も恐る恐るグラウンドへ行き，メンバーから離れたところで割り箸鉄砲で女児たちの真似をして遊び始めました。女児たちが他の場所に移動すると，Z君はスタッフにおんぶしてもらって，女児たちの近くにいて遊ぶ様子を見て過ごしました。この後も皆と一定の距離をおいて，過ごすことは続きましたが，次第に廊下に来る2〜3人のメンバーがZ君の名前を呼んでくれて，遊んだり，お昼ごはんを一緒にとるようになりました。Z君はそのメンバーと一緒になってスタッフにイタズラをすることが増え，徐々に集団の中に馴染んでいきました。他のメンバーと過ごす時間が増えてくると，一緒に遊べるようになり，自主的にプログラムに参加していく姿がみられ，怖がりなZ君なりのペースと他のメンバーとの繋がりが徐々にできてきた時期だと思われました。

6カ月経った頃にはマスカットに慣れましたが，学年が上がり，Z君が学校に戻ることとなりました。学校で過ごし始めてから2カ月が経ち，頑張り過ぎたために以前のようなパニック状態もみられ，登校を中止し，再度デイケアに参加するようになりました。しばらくパニックになったり周りに対して敏感で攻撃的になっていましたが，徐々に落ち着き，再び皆と過ごせるようになりました。

1年経った頃には自分からやりたいことを主張することもあり，部屋の中でトランプやウノを持って，「これやろう」と誘うこともみられるようになりました。

Z君のように幼少期から不安定な環境で育ち，また，落ち着きのなさや人への安心感のなさ

から，集団に馴染めない子がいます。そのような子どものペースに合わせ，基本的な安心感を育んでいけるように支援していくことが人とのつながりを作り，集団への適応から社会へと移行していく足がかりになっていくと思います。

2) 福祉部門
ⓐ放課後等デイサービス

平成26年7月に多機能型事業所さんぽみちは開所しました。

さんぽみちでは，発達障がいのある子どもたちを中心に，定員10名の枠組みで放課後等デイサービスを行っています。

利用している子の多くは特別支援学級に在籍しており，医療機関に受診しているケースがほとんどです。学校では暴れてしまい，半日しか入れない子もいます。さんぽみちを利用するまで，放課後学童保育を利用していた子もいます。当時の学童保育は子どもの数に対して指導員が少なく，いじめられたり，逆にやり返して，けがをさせたりということがありました。放課後等デイサービスを実施したことで気づいたことがありました。

クリニックだけでは，子どもたちへの支援を毎日行うことはできません。なにより，保護者が子どもたちを毎日連れてくることができません。放課後等デイサービスは学校から事業所，事業所から家庭への送迎がサービスの一部となっています。そのため，保護者の都合に影響されることなく，子どもたちは通ってくることができます。

子どもたちは学校が終わると，送迎車や保護者に送られ，さんぽみちに来ます。宿題をやり，おやつを食べ，残り時間は室内や近くの神社で遊びます。皆で同じ遊びをすることはなかなか難しいのですが，次第に子どもだけで遊ぶこともできるようになり，子ども同士の密接な関係ができてきています。将棋，けん玉，段ボール工作，シルバニアファミリーなどが現在のブームです。一人の子ができるようになったり，はまり始めると他の子もその影響を受けます。ケンカも絶えませんが，日々子どもたちは自分のやりたい遊びをやるために必死で仲間やスタッフを捕まえています。このような充実した時間がすべての子どもたちに持ってもらえることが理想です。

ここで放課後等児童デイサービスで関わった事例を紹介します。

〈症例〉A　小学2年生男児
〈経過〉

保育園の先生から集団行動への適応が難しいということを指摘され，就学後は，先生からの指示が入りにくかったり，離席や他の教室に入ってしまうなどの問題行動が増えたA君（小学2年生男子）。行動を制止すると激しく暴れ，物を投げたり抑えた先生の手を引っ掻いたり，蹴ったり殴ったりしていました。

A君は，自分がこうしたいという気持ちが強く，他の人の気持ちやその場の状況を鑑みず，やりたいことを押し通してしまったり，物事が自分の思い通りにいかないと激しく怒り，物を

手あたり次第投げたり，関係のない子どもにもあたり散らしました。頭の回転が早く，他の子と言い合いになった際には，いろいろな言葉を即座に返すことができるので，他の子を馬鹿にする言動も目立ちました。皆から仲間外れにされて孤立することもありましたが，お構いなしで我を押し通そうとしていました。

A君は，「どうせ頼んでもやってくれないんだろ」「俺とは遊んでくれないんだろ」と被害的になっていたり，自分のことを周囲の友達や大人がどのように見ているのかが気になっていました。スタッフはA君の他の子に対する言葉遣いについて言葉を和らげることで相手に伝わりやすくしたり，他の子には「あんなふうに言われたら怒れるよね」と心の傷つきに寄り添い，A君に対する憤りについて共感することで集団への適応を促しました。

激しく暴れてしまう際には，別室でスタッフと二人きりになり怒りの気持ちを受け止めるようにしました。落ち着いた後には，「大変だったね」「辛かったんだね」と言葉をかけ，抱っこをしてその日は帰りの時間までA君の好きな話をしながら，個別の時間を過ごしました。

利用開始から2カ月後にはスタッフに対しておんぶを求めてくることが増え，また，イライラしているときには，抱っこをして話を聞くようにすると，比較的早くクールダウンできるようになりました。

4カ月後からは，特定の男性スタッフを独占したい気持ちが強くなり，その男性スタッフと好きな工作をして遊んでいるところに他の子が入ってくることを拒むこともありました。時間を設定しながら，A君がやりたいことに寄り添い続けることで，少しずつ他の子を受け入れることができるようになりました。また，それと同時期に他の子とも好きなキャラクターやけん玉，カードゲーム，鬼ごっこを通して遊びの輪の中に入ることができるようになり，他の子とのトラブルも減少していきました。

今でも，A君の中に特定の男性スタッフと2人で過ごしたい気持ちはあると想いますが，子ども同士の輪の中では他の子の性格を見ながら言葉の遣い方に気をつけたり，自分の使いたいものを相手に譲ることができたり，癇癪を起こしている年下の子に優しく言葉をかけて落ち着かせてあげることなどができています。思い通りにいかないことで，奇声をあげることはありますが，怒っている理由を自分で説明することもできるようになりました。

仲間に入れてもらえない切ない気持ちや，スタッフを独占したくてもできないときに嫉妬して辛くなってしまう気持ちを受け止め，A君の気持ちに寄り添い続けたことで大人との信頼関係が再構築され，安心感や安全感が育ったのだと思います。

ワンポイント：放課後等児童デイサービス事業とは

　学齢障がい児の放課後等の活動支援を目的として，平成24年の児童福祉法の改正により創設されました。全国には4,044か所（2014年）の事業所があり，86,524名の利用者が通所しています。2013年の統計では2,968か所の事業所数であったため，1年で約1.5倍の増加が認められます。対象児は小学校1年生～高校3年生と幅広く，定員は10名という事業所が多いです。

　活動内容は，各事業所を利用している子どもたちの障がい種別や年齢層・個々の発達段階によって異なりますが，学習支援・集団遊び・創作活動・おやつ作り・季節の行事・長期休暇を利用した外出行事などさまざまです。活動を通して仲間づくりやソーシャルスキルの獲得・メンタルヘルス・一人ひとりの子どもの居場所づくりなどが期待されています。

（遠藤友也）

コラム：不安な心のありようについて

　自分がこれからどうなってしまうのかわからない状況に私たちは不安を感じます。それを初めて感じたのはいつだったでしょうか。幼稚園や保育園の入園式，あるいは知らない場所で迷子になったとき，親が自分のことを忘れて誰かと話し込んでいたとき，友だちに自分より仲がいい子ができたとき，自分の思った通りにいかず失敗したとき，などがあげられるかもしれません。不安なときに泣くという表現をとることができる人は，周りの大人に自分のつらさを受けとめてもらった体験があるのだと思います。

　しかしながら，私がクリニックや学校で出会う人の中には，不安をありのまま表現することができない人がいます。自分の辛さやさみしさ，虚しさをぐっと奥歯で噛みしめ，自分の気持ちを一息も漏らさぬように笑っている子や，自分の気持ちに焦点があたりそうになるとたわいもない思いつきのままに言葉を並べて，ここではないどこかに霧散してしまう子，周囲との関わりに悩み試行錯誤の末に体の不調を訴えることでしか，自分の身を守れなくなってしまった子もいます。

　お互いの心の手触りや響きのようなものを感じる瞬間の積み重なりという人とのやりとりそのもので安心感が得られない場合には，情報を消費したり馴染みのある物に囲まれ自閉的になったり，表面的な感情や衝動に突き動かされることで自己の存在を保持するようになります。そのように考えると，子どもよりもそのまわりの大人の方がより深刻な不安を抱えていると認識しておく必要があるのかもしれません。

（濱島努）

（臨床心理士　野呂　耕助）
（臨床心理士　大場いずみ）
（臨床心理士　濱島　努）

第10章
デイケア部門

1 当院のデイケアの変遷

　平成5年5月の当院開院と同時に，日中の居場所がない思春期，青年期の約10人の外来患者が和室の一部屋に集まり，デイケアの前身となるグループが始まりました。

　同年8月に小規模デイケアを開始し，また，休診日に小，中学校の不登校の親の会を実施していました。回を重ねるうちに，居場所を求めた子ども本人も徐々に来院し始め，デイケアに通所するようになりました。

　平成6年5月にはデイケア棟を増築し，大規模デイケアへ変更しました。参加メンバー（デイケアを利用している患者）はさらに増え児童，思春期，青年期のメンバーが混在するようになりました。その中で，活動性の高いメンバーの刺激に押され，居場所がなく安心して過ごせないと感じるメンバーも現れ，デイケアの棲み分けが必要になりました。

　平成9年9月にはさらにデイケア棟を増築し，3つのデイケアに分けました。活動性が高く賑やかな雰囲気の「ひまわり」，比較的年齢層が高くゆったりとした雰囲気の「いろり」，小中学生の不登校児を対象とした「マスカット」の個性豊かな3つのデイケアで現在まで活動しています（表10-1）。

　平成13年4月には，浜松市中区にダダ第2クリニックが開院しました。同時に大規模デイケアを併設し，当初は，慢性期のゆったりとした成人期デイケアであり，平成10年に開所し

表10-1　デイケアの変遷

平成5年5月	開院
8月	小規模デイケア開始
平成6年5月	大規模デイケアへ変更
平成9年9月	デイケア棟増築　3つのデイケアに分かれる（ひまわり，いろり，マスカット）
平成13年4月	ダダ第2クリニックを開院　大規模デイケアを併設
平成27年8月現在	ダダ　　：大規模デイケア（70人枠）・デイナイトケア・ナイトケア・ショートケア ダダ第2：大規模デイケア（50人枠）・デイナイトケア・ナイトケア・ショートケア

表10-2　ダダのデイケア

ひまわり	思春期，青年期のメンバー中心。活動性が高く賑やかな雰囲気。
いろり	青年期，成人期のメンバー中心。慢性期の精神症状が残存している。ゆったりとした雰囲気。
マスカット	小，中学生の不登校児を対象。

た援護寮の卒寮生に日中活動の場を提供する受け皿として機能していました。しかし，徐々に思春期，青年期のメンバーも増え始め，現在はさまざまな年齢層のメンバーが活動を共にしています。

ワンポイント：デイケアとは？

　1974年に再発予防や退院促進の目的で医療保険に導入されました。全国に1337カ所（2006年）の実施施設があり，活動時間は一日につき6時間を標準としています。

　職員の人員基準は，小規模，大規模デイケアで異なりますが，看護師，作業療法士，臨床心理技術者，精神保健福祉士などの有資格者が勤務する必要があり，多職種が協働チームを作り多角的に治療にあたります。また，福祉や地域社会などさまざまな社会資源とつながりを持ち連携していくことで，メンバーのその人らしい生き方を支援しています。

　活動内容は，各機関によって多岐にわたり，心理教育　就労復職支援，仲間作り，児童思春期デイケアなどさまざまな特徴ある活動を実施しています。各医療機関の創意工夫の見せどころでもあり，その活動は無限の可能性を秘めています。

（今木顕志）

2　デイケアの基本理念

〈育ち直しの視点を意識し，情緒の成長と人とのつながりに重きを置く〉

　メンバーの多くは，成長発達段階において，さまざまな厳しい環境の元，愛着形成や対人関係での問題を抱え，良好な情緒の発達を阻害されてきました。そのためさまざまな精神症状が現れ，生きづらさを抱えながら生活しています。

　スタッフは，メンバーの生育歴を踏まえた上で，常に育ち直しの視点を意識し，母子関係，基本的安心感の再獲得を重視した受容的な感情体験を提供することや共有することに重きを置いています。メンバーの「気持ちの揺れ」に焦点を当てて，過去に傷つき混乱した心の問題をじっくり時間をかけ丁寧にひも解いていくことで，メンバー自身の情緒の成長のやり直しを支援していきます。

　メンバーは，他者との関係の中で自己の内面を振り返り，自分自身の問題や弱さに気づき，そんな自分でも受け入れてくれる仲間やスタッフがいることを実感します。そして人に頼ることや人を信じる気持ちを育んでいきます。

3　デイケアの入り口から出口まで（図10-1）

　デイケア導入時のメンバーは，「友達がほしい，新しい居場所がほしい，人との関わりを練習したい」など，目的を持ち現状を変化させたいと感じています。それと同時に「無視をされたらどうしよう，1人ぼっちになったらどうしよう，話が続くだろうか」など強い緊張と不安，孤独感を抱えています。このようなメンバーに居場所を保証し安心してデイケアで過ごしても

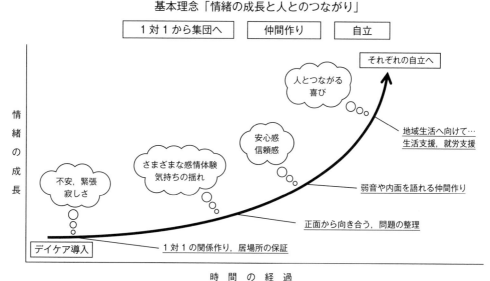

図 10-1　デイケアの入口から出口まで

らうために，まずは小集団の中でスタッフやメンバーとの1対1の関係作りから始めていきます。

　デイケアに慣れ，対人関係が徐々に集団へ広がっていくと，日々の活動の中でメンバーはさまざまな気持ちのやり取りを経験し，気持ちが大きく揺れ動くことがあります。これまでは気にならなかった些細なことで腹が立ったり，嫉妬をしたり，怒りや悲しみ，不安があふれ出てくることがあります。その時にスタッフが正面からしっかりメンバーと向き合い，問題を丁寧に整理し共有していくことで，メンバーはスタッフを信頼し，相互の関係性がさらに深まっていきます。

　スタッフに気持ちを受け止めてもらう経験を重ね，メンバーは少しずつ人を信頼する気持ちを持てるようになります。そしてメンバー同士の間でも心を開いた関わりが持てるようになっていきます。楽しいことや良い面ばかりでなく，ときにはぶつかり合い弱音を吐いたりして互いの内面を見せ合う中で少しずつ関係を深め，デイケア以外の場所でもつながりが持てるような深い仲間の絆が作り上げられていきます。

　そして人とつながる喜びを感じられるようになったメンバーは，さまざまな人と支え合いながら，生活面や就労面での問題を一つずつ解決していき，それぞれの自立へ向けて地域へ歩き出していきます。

4　デイケアスタッフに求められるもの

　日々のデイケアの中でメンバーは，さまざまな場面で気持ちの揺れを感じ，あらゆる形で表現してきます。そのときスタッフ自身も同様に気持ちの揺れを感じています。特に新人スタッ

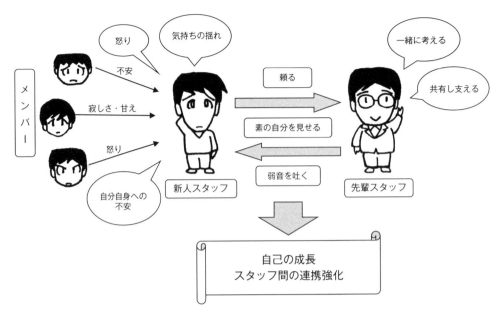

図 10-2 デイケアスタッフに求められるもの

フは，なすすべのない自分自身への不安から，何とか形にはまった答えを導き出し，その場を収めようとします。しかしメンバーは，スタッフのこころを見抜いているため，不全感が募るばかりで，お互いの関係性は一向に深まりません。

スタッフは本音でぶつかってくるメンバーに対して，職種の専門性にとらわれず，個々の人間性を活かしたごまかしのない関わりをすることが重要です。時には衝突して関係が一時的に崩れることもあります。しかしメンバーと本音で向き合い続けると，お互いの人間性が理解でき関係性は深まり，信頼関係が強固なものになっていきます。

このような中身の濃い対人関係のやり取りをしていると，スタッフ自身も，自分自身の育ちを振り返り，困惑した思いや弱さを自覚し悩み苦しみます。そのとき，周りのスタッフに素の自分を見せ，ありのままの自分を曝け出し，受け止めてもらうことが，自己の成長とスタッフ間の連携の強さにつながっていきます（図10-2）。

5 デイケアプログラムの実際

デイケアプログラムは，それぞれの自立に向け，段階に応じたものを多彩に実施しています。例えば，人に慣れる小集団のグループや，仲間の関係を深めるグループ，生活に必要不可欠な体験，就労を意識したものなどがあります。スタッフは現在のメンバーの状況を把握し，どのメンバーにどのプログラムが必要なのかをメンバーと共に考えます。半年に1回はプログラム編成を行い，メンバーとスタッフが共通理解をした上で運営しています。

> ・●・ **コラム：作業療法はやっていません** ●・
>
> 　入院設備のない診療所では「精神科作業療法」の施設基準がありません。基本的にはデイケア等の専従者として作業療法士の存在理由があります。つまり，いわゆる「作業療法」は行われていないのです。至空会には医療・福祉合わせて7名の作業療法士がいますが，相談支援など，配置の基準がない分野でも作業療法士が働いています。子どもから高齢者まで，施設内から地域まで，担当領域も"精神科"にとどまりません。職種を問わずに，目の前にいる困難を抱えている人を支援していくことが基本なので，私たちとしてはそれがあたり前なのですが，他病院の作業療法士や学生などから「どんな作業療法をしているのですか？」と聞かれて戸惑うことがあります。そもそも，作業療法にカタチなどないとは思いますが，確かに何をやっているのか，作業療法士として学んできたことはどう活かされているのか，わかりにくいのも事実です。また，他の職種のスタッフが，実に作業療法的な素晴らしい仕事をしているのを目のあたりにすることも多くあります。
>
> 　改めて考えたところ，こんな一言が浮かび上がりました。
>
> 　『私たちの仕事は病気を治すことではない。病気や障がいによって失われた，人と人，人と社会の関係を再構築するための作業活動を提供することである』
>
> 　これで自信を持って「作業療法はやっていません」と言えるようになりました。言葉にとらわれない本物の支援を，私たちは作業療法士として行っています。
>
> （菅原陽一）

〈3カ所のデイケアと特徴的なプログラムについて〉

フリースクールマスカットについては119ページをご参照ください。

1）第2クリニック

　10代から60代の幅広い年齢層のメンバーが参加しているため，数多くのグループ活動を実施しています。一つ一つのグループを家族とするならば，デイケア全体が大きな村のような場所になっています。安心できる場を提供し，それぞれのメンバーが，ありのままの自分を大切にできることを特に大切にしています。

　個々のメンバーが育ち直しを経験していく中で辛い体験を思い出したときには，実際にスタッフが添い寝やハグをし，落ち着くまで寄り添い見守ります。

　このような家庭的な雰囲気の中で，メンバーは愛着の再構成ができ，人とつながる喜びが生まれ，さらに仲間作りへと段階を経て成長していきます。

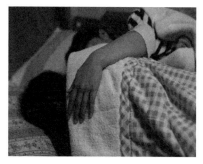
静養室での添い寝

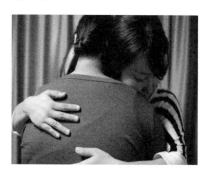
孤独や寂しさを受け止めるハグ

表10-3 ダダ第2クリニックデイケア週間プログラム表(◎はオープン▽はクローズのグループ)

	火曜日	水曜日	木曜日	金曜日	土曜日
午前	◎コアトレーニング 講師の先生が来て、身体の調整運動をする。 ◎ブログ・同人誌G 紙面に近況報告したり、絵や詩を書いて作品集を作ろう。 ▽バイトG 情報誌でバイトを探したり、仕事をしている人は近況報告する。	◎エアロビクス ▽昼食ナイト料理作り 2回分の食事を手分けして作る。 ▽杉G 寡黙な男性メンバーが集まって、共同体験を通してつながりを持つ。	◎ストレッチ体操 ◎元気回復G 日頃の困りごとを提案しあって、メリット、デメリット、対処法を考える。 ◎手芸G ▽ひだまりG 若い女性メンバー集まり、病気の勉強をしたり、仲間作りをしている。	◎ちぎり絵・生け花 隔週で交代。講師の先生が来てくれる。 ◎ニューストークG 新聞を見ながら語る会。 ▽喫茶・就労G 施設内での喫茶による接客訓練	◎お菓子作り ▽生活G 生活カレンダーを記入して1週間の振り返りをする。 ◎ピカソG 絵好きなメンバーが集まり、コラージュも行う
午後	◎スポーツ 体育館やグラウンドでバレー、テニス、ソフトなど大会に向けて練習。 ▽物作り・就労 施設外就労に不安を抱えたメンバーが集まり、のんびりと加工品を作っている。 ▽ジェントルマンG 40歳以上の男性グループ。男同士でさまざまな体験を共有している。	◎ダダッシュ畑 畑でさつまいもを作り、庭で園芸作業をしている。 ◎マンガG マンガやアニメ好きが集まり語り合う。 ▽大人の子ども会 童心に返り、楽しみを見つけよう。	◎スポーツ ◎音楽 音楽療法師の先生が来て、ピアノに合わせて合唱。 ▽ペンたま10代G 若いメンバーが集まり、カードゲームやカラオケを行う。 ▽②妄想G みんなで思い思いの妄想を語ろう。	◎クリエイティブG 工作好きのメンバーが、ホールの壁面に、季節事に飾りを作る。 ◎喫茶・就労G ▽ミドルG 40代以上のメンバーが集まる ◎OTG 経過の長いメンバーの集まる ▽チェリーズG 30代女性のメンバーが集まる ◎習字	◎技術部 若い男性メンバーが集まる物作りのグループ ▽①導入G 新しい女性メンバーが集まる ◎レクレーション ◎ダダッシュ畑

ⅰ．導入グループ

　女性メンバー限定のグループです。デイケアの参加経過が短く、デイケアフロアに出るのも難しい、緊張で会話をすることが困難なメンバーが手芸をしています。窓から太陽の暖かな日差しが入り、縁側でひなたぼっこをしているような空間です。必要以上に他者を意識してしまったり、緊張感の強いメンバーが、手芸という媒介を通して、人と一緒に過ごす体験を繰り返していくことで、少しずつ人に慣れ安心できる感覚を身につけていきます。

ⅱ．妄想グループ

　妄想を主症状に持つ40代～50代の男女4人の固定メンバーのグループです。20代から妄想に悩まされてきた病状経過の長いメンバーが、日常で起きた妄想について持ち寄り、ざっくばらんに語っています。当初、自分の体験を恐る恐る話していたメンバーも、他のメンバーが深く共感してくれることで、「自分から、底なし沼に入っていく所がある」「僕らは、妄想の匠（多苦身）だから」とつぶやき、自己を振り返ることができるようになります。そして現在は上記の言葉が出ると皆で笑って共感できる仲間作りができています。

コラム：『よし一緒にバイトに行こう』

　働く練習には，実際に働いてみることが一番なときもあります。デイケアの就労支援『バイト目指すグループ』では，地元で行われるイベントの短期バイトで働きます。きっかけは，あるメンバーの「働いてみたいが自信がない。スタッフが一緒に行ってくれたら僕たちも働けるかも」という一言でした。

　前代未聞の提案にスタッフ間で議論が巻き起こりましたが，働きたいという意欲を止める理由はどこにもありません。

　そこで，スタッフも求人誌から一般応募して先に潜入し面接を受け，その様子をデイケアで再現。後日メンバーが揃って面接や研修に行き，当日は一緒に働きます。スタッフは何くわぬ顔で会場内を巡回し，彼らに「調子はどう？」と声をかけて回るのです。

　イベントにはデイケアの外出行事として他のメンバーが大挙して訪れ，働いているメンバーを応援します。生まれて初めて一般バイトをする人も多く，これが自信となり，次の仕事につながることもあります。

　求人が出る3カ月前からイベントが終わるまで，あの手この手でなんとかうまくいくようにハシゴをかけ続けます。バイト挑戦への心の準備から始まり，履歴書の経歴整理，電話対応や面接の練習，会場の下見など，不安を安心に変える作業を続けていきます。

　最終日，初めて給料袋を手にした彼らに「好きな物でも買ったらいいよ」と声をかけるのですが，ぽつり「給料袋って，重いですね」とみんな言います。いい感じに日焼けしたその横顔は，自信に満ちあふれています。

（菅原陽一）

2) ひまわり

　思春期，青年期のメンバーが活動的にプログラムに参加しています。喜怒哀楽を表現し，人との関わり方を練習していく中で，弱音を吐け，支えあう仲間を作り上げていきます。またメンバーそれぞれの自立へ向けて，就労支援や生活支援にも力を入れており，メンバーの可能性や強みを広げていけるように他機関との連携をはかっています。

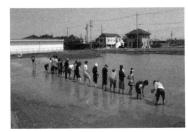

田植え（1）

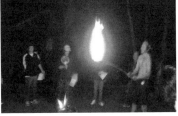

なんか村での
キャンプファイヤー

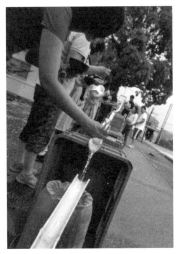

夏の恒例
流しそうめん

表10-4　思春期青年期デイケアひまわり週間プログラム表（◎はオープン▽はクローズのグループ）

	火曜日	水曜日	木曜日	金曜日	土曜日
午前	◎あさスポG 朝からグラウンドで，サッカー，ドッチビーなどで身体を動かす。 ◎お気楽G 洋菓子から和菓子まで，裏技を使ってのお菓子作り。 ◎②ウォーキングG. トークをしながら楽しく歩く。	◎ランラン・ランチ 和洋中の30人分の昼食作り。 ◎楽器でコラボG いろんな楽器を使っての楽器演奏。 ▽高卒取得G 高卒認定試験を目指しての勉強グループ。	◎音　楽 ホールで音楽療法士による合唱や合奏。 ◎就労G 就労を意識したメンバーが集まり，作業や販売を行う。	◎アウトドア・生活G 火起しなど，生きる力を身につける。 ◎こかげG さまざまな画材を使って自分らしい絵を描いてみる。 ◎ハッピーマイライフG 衣食住の一人暮らしに必要な知識を実践し，生活力をあげていく。	◎レッツプレイG いろんな場所への外出メニュー。 ◎団らんG ホットプレートを囲んで，話しをしながらの簡単料理作り。
午後	◎ひまわりファーム 畑での野菜，果物作りや田んぼでのお米作り。 ▽初めの一歩G 新人メンバーが集まり，カードゲームなどを通して，デイケアに慣れることを目的。	◎軽スポーツ（2.3週） フリースローなどの簡単な軽スポーツ。 ◎こだわりG（2.3週） 手芸や編み物，絵やプラモなどの物づくり。 ◎全体ダンス＆レク（1週） 昔の懐かしい遊びとダンス。 ◎全体トーキング（4週） グループに分かれてコミュニケーションの練習。	◎スポーツ 体育館やグラウンドで，バレーやソフト，バドミントンなど身体を動かす。 ◎レクリエーション 室内でカードゲームやボードゲーム。 ◎誕生日会 （最終週，14時30〜） 月々の誕生日メンバーをみんなでお祝いする。	◎ストレッチ体操 ◎不思議発見G 世の中の不思議や新聞記事を調べて，実験してみる。 ▽③就労販売. 焼き芋，焼きトウモロコシの移動販売 ▽①男塾． 男性メンバーが集まり，恋愛，仕事などざっくばらんに話しをしよう。（ナイトケア）	◎サッカー 院内のグラウンドでミニサッカー。 ◎マージャンG ◎ゆったりG お茶を飲みながら，ゆっくりまったりトーキング。

i．男塾

隔週のナイトケアに10代～20代の男性メンバーが8人～10人集まる男性限定のグループです。小中高校時代に不登校になり，同性同士ならではの会話ができず仲間を作れなかったメンバーが，恋愛相談や性的な悩み，さらに親との関係を赤裸々に語り合い，問題意識を共有しています。失恋したときは一緒に慰め合い，親と喧嘩したときは誰もが通る道だと語りあうことで，メンバー同士の仲間意識も深まり，男性スタッフとの関係も強化されていきます。

ii．ウォーキンググループ

体力作りと仲間作りをテーマにしています。毎週ウォーキング場所を決め，会話をしながら1時間～1時間30分歩きます。体力がついてきたところで，年によってまちまちですが，富士登山や浜名湖一周，私鉄沿線歩きなど，一人ではできないことを，みんなで励ましあいながら経験し，達成感を得ながら仲間意識を深めています。

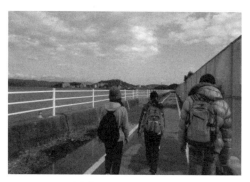

浜名湖一周ウォーキング

iii．就労グループ

いつかは働きたいと思っているが，対人緊張や不安感が非常に強く，社会経験の乏しいメンバーが所属しています。就労販売では，当院半径2キロ圏内での焼き芋や焼きとうもろこしの移動販売（図10-3）や，保育園の夏祭りや公民館祭りでの露店販売など年間40回以上販売しています。また準備でも，サツマイモ植えから，ビラ配り，ポップ作り，商品開発までメンバーが今できることを，それぞれの役割を担って取り組んでいます。グループで，働く楽しみや苦労を体験し自信をつけたメンバーは，福祉的就労訓練や障がい者就労を中心にステップアップしていきます。

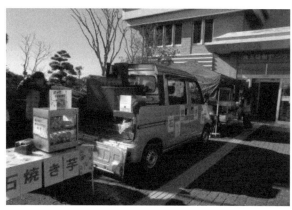

公民館祭りでの焼き芋販売

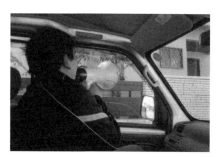

焼き芋の移動販売での
拡声器を使っての声だし

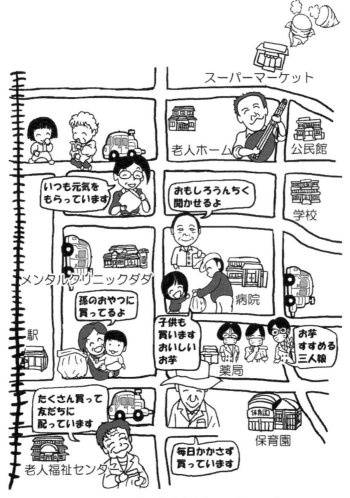

図 10-3 石焼き芋移動販売ルートマップ

--- •• コラム：就労グループと地域の方とのつながり ••---

　就労訓練の一環で行っている焼き芋の移動販売では，たくさんの地域の方々との出会いがあります。
　息子さんとの 2 人暮らしで足腰の弱い 80 代の女性は，外に出歩くことが少なく，1 週間に一度の移動販売をとても楽しみにしてくれています。「若い子と会うとエネルギーをもらう。うちの息子の嫁に来てくれないか？」と冗談まじりの会話で盛り上がることもあり，自宅の草取りの手伝いをしたり，使わなくなった雛人形をデイケアに寄附してくださったり，移動販売以外でも交流を深めています。
　花や虫に詳しい 60 代の男性は，季節ごとにいろんなうんちくを聞かせてくれ，メンバー達も興味深く聞いています。自宅で飼っている鈴虫を分けてくださり，デイケアのみんなで飼い，夏には心地よい音色を聴くことができました。
　このように移動販売は，地域に出向くことで新たな人とのつながりを発掘する場となっています。焼き芋を通してもっともっと地域の方とのつながりを広げていき，メンバーが地域に根差して生活していけることを願っています。

（今木顕志）

表 10-5　成人期デイケアいろり週間プログラム表（◎はオープン▽はクローズのグループ）

	火曜日	水曜日	木曜日	金曜日	土曜日
午前	◎昼食作り 買い物，料理，片付けなど自分ができる所を分担し，おいしい昼食を作ろう。 ◎近隣ウォーク 同じコースをゆっくりおしゃべりしながら歩き，四季を感じよう。 ◎座談会 ▽大名G ペタボードを行いながら，ゆっくり仲間を作ろう。	◎作業 苗や椎茸，干し芋作り，作った物は近隣の人に販売しています。 ▽椿G 身体チェックをし，心も体も健康になろう。 ▽院外就労訓練 お試しで就労継続訓練に行ってみよう。 ◎パソコン教室	◎作業 ◎音楽 ホールで音楽療法士による合唱や合奏。 ◎こそ練 マージャンを通して居場所を見つけよう。 ◎内レク ◎パソコン教室	◎作業 ◎こかげG さまざまな画材を使って自分らしい絵を描いてみよう。 ◎森林浴ウォーク ◎ダンス 形に捉われず，自由に自分の感覚で踊ろう。 ◎ちぎり絵 みんなで特大作品を作り展示しよう。 ◎パソコン教室	◎1日外出 マイクロバスで，いろんな場所へ外出しよう。 ◎喋り場（SST） 困りごとをロールプレイをしながらみんなで解決法を見つけよう。 ◎演劇やショートコント いろんな役を演じながら自己表現してみよう。
午後	◎外レク グラウンドで，みんながしたい軽スポーツをしよう。 ◎内レク 集まった人で，やりたいカードゲームやボードゲームなどを行う。 ▽ぶーさんG カードゲームや茶話会をしながら，ゆっくり仲間を作ろう。	◎お絵かきG 同人誌やぬりえをやろう。 ◎製作G いろり新聞や生活ポスターを作ろう ◎喫茶 接客訓練で，飲み物を販売 ▽やったーマンG 物静かメンバーが集まり，ペタボードやカードゲームで仲間を作ろう。	②卓球 みんなで教えあって仲間を作ろう。 ◎内レク ◎外レク ◎カラオケ ③お宅訪問 自分の家に友達を呼んでお宝を写真に撮ろう。（不定期）	◎ストレッチ体操 ◎軽スポーツ 球技の基礎を練習し，実力アップしよう。 ◎お絵かきG ◎製作G ◎喫茶 ◎女の子G 女性だけの悩みごと座談会	◎サッカー 院内のグラウンドでミニサッカー。 ◎女の子外出 女性メンバーだけで，メルヘンな世界へ外出しよう。 ◎内レク

3）いろり

　20代〜50代までの幅広い年齢層のメンバーが，ゆったりとした雰囲気でプログラム活動をしています。対人関係において強い不安や恐怖を感じているメンバーが多いため，固定化した小集団のグループ活動を多く実施しています。常に話しあいの場を持ち，メンバーの自己主張を促し，安心して仲間作りができるように心がけています。また親亡き後を見据えて，生きる力を高めていけるように福祉施設と連携を取り，地域でその人らしく生活していけるように支援しています。

ⅰ．喋り場（SST）

　皆の前で自分の考えや体験を話すことを通して，人に伝わる言葉を育むために作ったプログラムです。テーブルの周りに座ることすら難しかったメンバーが，隣の部屋から聞き耳を立てて次第に近づき，席に着き，ついに自分から積極的に発言するようになりました。

　虐められた話，幻聴や妄想，病名，友達の作り方，異性についてなど話題は豊富です。話すことが楽しくなり，虐められ自慢か？　と言うくらいに，「自分の方が酷かった！」と我も我もと話し出し，最後は，笑いながら皆がチャンピオンを決めていました。

　「デートの仕方がわからない」「居酒屋に行きたいが注文の仕方がわからない」の悩みごとは，ロールプレイで練習をした後で，お店で実践練習もしました。その後，自信がつき何とか本番に出かけたようです。話すことで，閉鎖的文化が開放的文化に変わり，今ではうるさいほどのおしゃべりに驚いています。

ⅱ. 卓球

　卓球好きなメンバー2人からスタートしました。その後スポーツはもちろん、不得意なことばかりで居場所がない人たち（寡黙傾向の強いメンバーや過緊張のメンバー）に声をかけると徐々に参加し始めました。最初は、球が後ろに通過してからラケットを振ることも常でした。しかし、仲間作りの目的で始めたため、無理強いせず、卓球をやらずにおしゃべりだけで過ごしたり、クイズを出したりしていくうちに、仲間同士で教えあい、いつしか皆が仲良しになっていました。

　現在は、プログラムの中で一番人気であり、15～16名のメンバーが集まって活動しています。デイケアが休みの日には、「いろり卓球サークル」と名付けて、地区の体育館に出かけメンバー同士で活動できるようになりました。

ⅲ. お宅訪問

　メンバーから「友達がほしい」という要望があり、できたプログラムです。自分で友達になりたいメンバーを選び、了解を得たら自宅へ同行してもらいます。自分の部屋を案内し、宝物と一緒にその場で写真を撮りデイケアの壁に飾ります。誘った人も誘われた人も特別感をもち、ドキドキしながら喜んでいます。また、いつか自分も友達を呼びたいと思い、じーっと飾られた写真に見入っている人もいます。やがて、「僕の所にも来てください」と言うメンバーも現れ、これまでに10名以上のお宅を訪問しました。現在はスタッフを通さず、すでに自分たちで勝手に遊びに行ったり、泊まったりすることができ、「家に遊びに行く」という文化が生まれました。

・・● コラム：デイケアプログラムの治療的役割（図10-4参照）●・・

　デイケアプログラムは治療の手段です。10～60代と幅広いメンバーが通う第2デイケアには、週に延べ56本以上あります。経験則から、メンバーは少しずつプログラムを通してデイケア参加の幅を広げていくことがわかっていましたが、改めてカルテを追うと、多くのメンバーが、それぞれの目指す「自立」へ流れのある経過をたどっていました。

　プログラムの構造を図式化したところ、共通のベースに『デイケアの治療テーマ』がありました。また、人と人（メンバー同士、メンバーとスタッフ）をつなぐ『場』の役割、参加する個人や集団の目指す『目標』があります。さらに『段階』があり、治療課題を達成すると参加プログラムが増えていく傾向が見られます。うまくいかなくても、いつでも必要な段階に戻ることができます。それは後退でも停滞でもなく、育ち直しに必要な道すじだからです。躓きの中で、その人の課題が明らかになります。

　スタッフは、チームによる個へのアプローチを元に、集団の作用で支援を行います。メンバーの「現在地点」と「自立」の間を、どう治療的に進めていくか。共通認識を持ちながら、複数のプログラムを組み合わせ、メンバーそれぞれに合う方法で、多方面から関わります。もちろん、プログラムに参加しなくても良い保証も含め、多様な治療手段としてのプログラムが存在していることが大切です。

（菅原陽一）

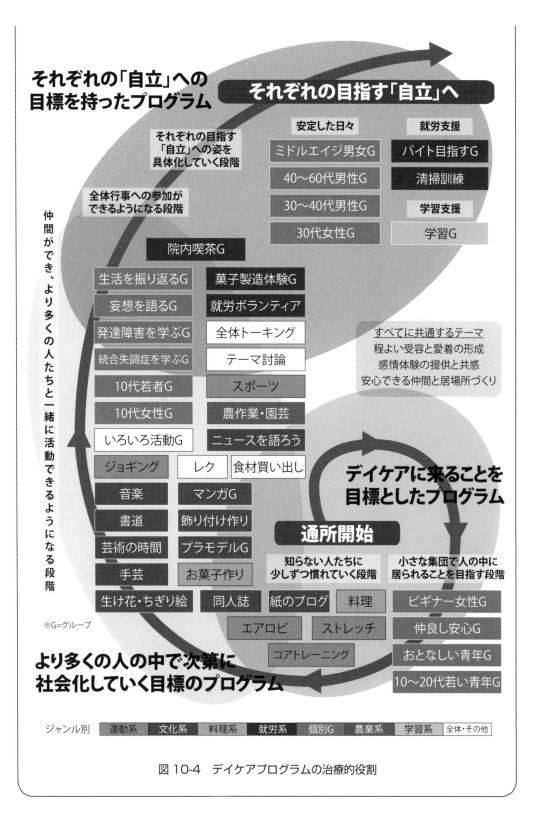

図10-4 デイケアプログラムの治療的役割

6 デイケアと他機関との連携

メンバーが，地域でその人らしく生活していくためには，デイケアに通所しているだけでは限界があります。さまざまな社会資源を併用し他機関と連携して支援していくことが必要です。

医療と福祉の橋渡しとしてのデイケアは，医療との連携では，退院後の受け皿として患者の再入院を防ぐ働きや，主治医や訪問看護と情報共有することで，病状回復を目指して支援していきます。

福祉との連携では，親元を離れて1人暮らしをしていくメンバーに，グループホームや宿泊型自立訓練事業を提案し，金銭管理が必要になれば，社会福祉協議会の日常生活自立支援事業に入ってもらいます。就労を目指しているメンバーには，就業・生活支援センターや就労支援事業所（A型，B型，移行）を紹介します。就労訓練中もメンバーの変化を各事業所と情報共有しながら支援します。就労困難で，家族の経済的援助が得られず生活保護を受給しているメンバーは，市の担当スタッフや民生委員と生活相談をします。また地域活動支援センターや生活訓練事業などメンバーの必要性に応じて紹介しています（図10-5）。

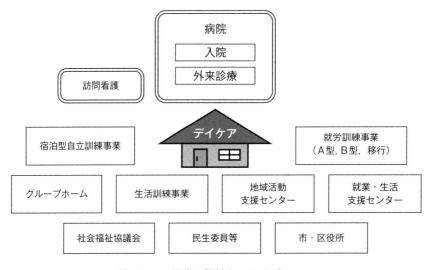

図10-5 医療と福祉をつなぐデイケア

地域とデイケアとのネットワークでは，学齢期のメンバーには，さまざまな教育機関（小中高校や特別支援学校）との連絡調整をしたり，適応指導教室やフリースクール，サポート校や通信制高校を紹介したりします。就労先としては，福祉の就労支援スタッフやデイケアスタッフがさまざまなつながりの中で開拓した就職場所があり，企業はメンバーの障がいを理解した上で雇用契約を結んでいます。就職後もスタッフは定期的に企業と連絡を取り合い，継続した雇用につながるように支援しています。また就労訓練による焼き芋の移動販売や野菜，花の苗の販売，夏の納涼祭などを通して，近隣住民が精神科を知る機会が増えることで，新たな人とのつながりを生むきっかけとなっています（図10-6）。

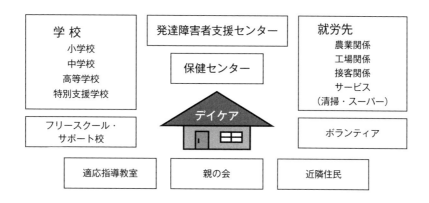

図 10-6　デイケアと地域のネットワーク

　このように医療と福祉と地域社会など，さまざまな視点からメンバーの全体像を把握し，各機関が連携し支援にあたることで，メンバーの生活に可能性を広げ，その人らしい生き方を実現していきます。

7　さまざまな形の仲間のつながり

　開院から23年を迎えたデイケアのメンバーは，仲間との横のつながりを保ちながら，それぞれの生き方を見つけ，地域で生活しています。隔週で行っているナイトグループでは，10代の苦しい時期を共に過ごした，30代〜40代の気心の知れたメンバー同士が集まっています。そこでは，恋愛や就労の愚痴から今までの自分たちの歩みなどの真剣な話まで，さまざまなことを本音で話しあえる深い仲間同士のつながりができています。

　第2クリニックのナイトケアでは，1人暮らしの成人期のメンバーが毎日集まり，夕食の準備を協働し，衣食住をテーマに悩み事を相談しています。ナイトケアが「集いの場」となり，生活していく上で必要不可欠なものになっています。

　40代の面倒見の良いあるメンバーは，認知の偏りが強く，集団で不適応を起こし，デイケアを中断してしまったメンバーに対して，同じ共通の趣味のプラモデルで仲間になり，少人数で定期的にイベントや映画に行き余暇を楽しんでいます。彼がリーダシップを取り，ピアスタッフ的な役割を担ってくれることで，デイケアで出会ったメンバー同士が，デイケア以外の離れた場でも，関係を維持することができています。

　このようにデイケアで中身の濃い対人関係を経験したメンバーは，さまざまな形の仲間のつながりや関係の深まりを感じながら助け合い，心豊かに暮らすことができています。大げさかもしれませんが，デイケアとは，新たな人間関係の構築のスタートであり，「運命共同体」なのです。

8 デイケアを利用した方の事例

〈症例〉A　男性　デイケア開始時：小学校高学年　病名：行為および情緒の混合性障がい
〈経過〉

　幼少期より母親や次兄から暴力を振るわれ，周りの大人の顔色を伺いながら生きていました。保育園では友達の輪に入れず，ちょっかいを出すことや相手の物を壊すことで関わりを持とうとし，初めて取り組むことには，自信がなく参加を躊躇する傾向がありました。小学1年生より腹痛の訴えが始まり，授業中に床に寝そべる，担任の身体に抱きつくなどの不適応を起こし，小学3年時に当院へ初診となりました。心理士とのカウンセリングが始まり特別支援学級に移りましたが，学校での暴言，暴力はおさまらず，家では兄から暴力を受け続けるといった状況が続きました。そのため，主治医が学校への登校は困難であると判断し，5年生よりデイケア導入となりました。

　開始当初，強度の対人恐怖や不安感，そして周囲に対する敏感さや衝動性があったため個別での対応が求められ，毎日朝のミーティングで専任スタッフを決め，1対1で関わっていました。まずは，デイケアが本人にとって安心して過ごせる場になることを目標にしましたが，人と関わりを持つことへの不安や恐怖，自己肯定感の低さから，ゲームのルールを自分勝手に変えたり，注意をされると被害的になり物に当たることも頻繁にありました。また激しい行動化がおさまらず，暴れ回り自傷他害の恐れがあるときには，行動の抑止を行うことも頻繁にありました。

　行動の抑止を行う場面では，スタッフが暴れるAから目をそらさず，1時間以上正面から身体を抑え込み自然に力が抜けるのを待ちます。こうして，スタッフが本人の存在を破壊的感情も含めて丸ごと受け止め，真っ向から対峙すると，Aは内面の苦しみ（家庭内での兄からの暴力に対しての無力感など）をぽつりぽつりと語り出すようになりました。そのときにまたスタッフがしっかり寄り添うことで，Aは共感してもらえたと感じ，Aの育ち直しが始まりました。担当の男性スタッフと原始的な感覚（嗅覚，身体接触，心音）でつながりを持ち始め，徐々に信頼感や安心感を得て関係性が深まっていきました。デイケア開始から1年が過ぎた頃には，小グループのプログラムにも徐々に入れるようになり，衝動性が高まったときにはその場を離れてクールダウンする場面も見られるようになりました。メンバーからのAの問題行動に対する苦情にも，あたり散らしたりせず話し合いができるようになりました。一方，デイケアの外では中学進学後も特別支援学級に通学しましたが，同年代の子どもたちや先生とのやり取りの中でさまざまな感情が湧き上がり，学校で暴れてしまうことがありました。担任と担当スタッフが密に連絡を取り合い，衝動行為時の対応を確認するなど学校と連携をして対応しました。

　デイケア開始から4年の歳月を経た現在では，他メンバーと同じルールでサッカーやカードゲームなどを一緒に楽しめるようになりました。デイケアが安心して表現できる場になったことで，他者を気遣ったり感謝したりする言葉も現れてきました。またデイケア導入当時から一緒に関わっていた女性スタッフの送別会では，別れのあいさつをはにかみながら伝えることが

でき,「顔から汗が出てきた」と涙ぐむ場面もあり,情緒的な成長が覗えました。

　このようにデイケアは,強固な対人関係と集団力動により,メンバー1人1人の情緒の成長を促し,その人らしい人生を共に歩んで行く場になっています。何度も繰り返し失敗でき,そこから自分自身の問題に気づき,周りのメンバーやスタッフに頼ったり助けてもらいながら成長できる場,それがデイケアなのです。

（看護師　今木顕志）
（看護師　高田沙織）
（看護師　伊藤明美）

第11章
就労支援部門

1　福祉部門における就労支援の変遷

　援護寮と生活支援センターから始まった『だんだん』は，利用者の必要性に応える形で，いろいろなメニューや社会資源を作って来ました。就労支援でも利用者との丁寧な関わりを重視し，就労がすべてではなく就労しない生き方もあることを踏まえた上で支援を行ってきました。現在に至るまでの展開について述べたいと思います。

1）試行錯誤期（平成12～13年度）

　「働いてみたい」という援護寮利用者の思いに答えるために，だんだんの近くの農家にお願いして草取り作業をさせていただいたこと，これがだんだんの就労支援の始まりです。当時は精神障がいというだけで断られる企業も多く，そんな中で1日2時間だけ，近所の農家の協力を得て実現した就労でした。精神障がい者の就労支援モデルが周囲になく，まったくの手探りで試行錯誤の連続でしたが，この後も農業や清掃業を中心に就労へつながるようになりました。ただし，ほとんどの方が数カ月で辞めてしまい，面談や関係機関からの情報提供書だけでは利用者の就労能力を知ることは難しく，また，スタッフとの信頼関係ができていない人を就労につなげると，突然の退職などのトラブル発生のリスクが上がることも感じました。ここから作業訓練の必要性を感じ，「体験就労」という名前で生活支援センターのメニューとして訓練を始めました。

2）作業訓練始動期（平成14～15年）

　「体験就労」は近隣農家へ利用者数名とスタッフで出かけて行き，草取りや収穫などの農作業を体験するメニューです。利用者に「働くことは大変だ」と実感してもらうと共に，今の自分に何ができるかを現実的に考えてもらう場となりました。また，スタッフが利用者と一緒に汗を流すことで信頼関係が築け，相談しやすい関係になれたと思います。一方で，すでに就労している利用者の生活支援や余暇支援に力を入れるようにもなりました。土曜日にスポーツメニューを導入したり，仕事帰りにだんだんに寄ってもらうようにしたり，顔を合わせる機会を増やして本人の調子を把握するようにしました。また，作業工賃を支払うようにしたところメニュー参加者が急増しました。農家さんからお金をもらうことで利用者もスタッフも「仕事」としての意識が増し，仕事や世間の厳しさを実感することとなりました。参加者増加に伴い，作業をさせていただく農家も増やし，結果として地域全体が作業場所になり地域の農業者との連携が深まっていきました。

3) 多機能型事業所への移行期（平成16年～）

　平成16年に国からの委託を受けて就業・生活支援センター事業が始まりました。今まで自然発生的にやってきた就労支援に，人とお金がつき支援の幅が広がりました。同時に，精神障がいだけでなく，他の障がいの方の相談や支援にも関わるようになりました。もちろん他の障がいの方でも基本的な支援は何ら変わらず，「その人の人生に寄り添う」という法人の基本的な考え方に基づいて関わりを持ちました。障がい種別にとらわれず，人として関わるというスタンスはスタッフの成長の糧ともなりました。平成17年からは，浜松市単独の事業として浜松市障がい者就労支援センター事業を受託し，支援の幅がまた少し広がりました。また，休日のカラオケ大会など余暇支援にも一層力を入れ，日常生活での精神的孤独を防ぐことにも努めました。

　平成18年10月，障がい者自立支援法が施行され，これまで生活から就労までのすべての機能を果たしていた生活支援センターが機能分化し，生活面の支援は地域活動支援センターが，就労面の支援は就労移行支援事業と就労継続支援B型事業が担う形になりました。当法人では，平成19年に地域活動支援センターのメニューだった「体験就労」から，就労移行支援事業・就労継続支援B型事業に発展し，就労訓練としての機能をより強化しました。こうして，現在の形となったのですが，社会情勢や雇用情勢を受け，法人内の連携だけでは解決できないことも増えてきました。ハローワークを始めとする地域の就労支援機関との連携と，多機能型精神科診療所としての法人内の連携を有機的に活用しながら活動しています。

4) 現在の就労支援のスタンス

　就労支援ってどうやればいいの？　と問われれば，答えは至ってシンプルで「スタッフがどうしたら利用者に信用してもらえるか」「どうしたら企業に信用してもらえるか」であり，人や職場とのつながりを大切にすることであると思います。まずは目の前の人の話を聴き，その人と関わり，地域と関わり，地域に協力者や理解者を増やし，アクションを起こすことで必然的に地域全体に関わる機会が増えました。目の前の人に関わることが，地域全体を変えていくことにつながります。

　現在は，法人内に就労相談部門と就労訓練部門の機能が存在しますが，「相談だから」「訓練だから」という切り口ではなく「利用者にとって就労がどのような意味を持つのか？」という視点で関わりを持っています（図11-1）。就労系事業の視点であれば一般的には仕事に向けた意欲・態度や作業能力等を確認すると思います。もちろん，当法人でもこれらの見立ては大切にしていますが，面談をしたときに，例えば意欲的な発言や手先の器用さがうかがえたとしても，それが「イコール働ける」という評価とならないのが特徴です。意欲的な発言は，もしかしたら過適応に頑張っているだけかもしれない，この方はそもそも本当に働きたいと思っているのか……そんなことを考えながら支援を行っています。実際，面談時に過剰に頑張っている人はたくさんおり，そうした一過性の頑張りは就労場面では通用しません。就職面接のときに過剰なスタートダッシュで頑張って採用を勝ち取ったとしても，すぐに力尽きてしまうのは

よくあることです。「精神障がいの人は仕事が続かない」と言われることも多いですが，それはこうしたことが原因であると思われます。見立てをするときに本当に必要なことは，「就労」がその方にとってどんな意味を持つのかを見極めた上で，「就労を続けること」が安定した生活の一助となるようなあり方を共に考えていくことであると感じています。

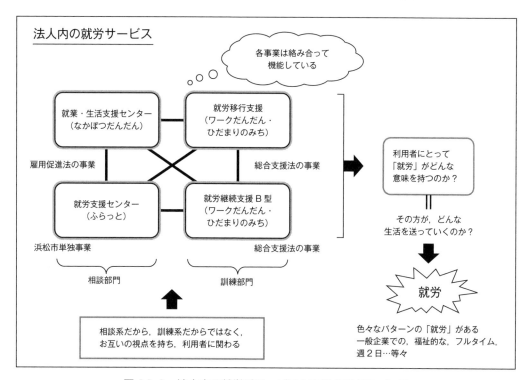

図 11-1　法人内の就労系サービスと支援の視点について

　就労系部門の職員の業務とは，就労相談を受けたり就労訓練を実施したりする中で，共に考えて，共に身体を動かして同じ時間を共有し，そして対スタッフや利用者同士の関係がついていくことを手伝うものであると思っています。困ったときにSOSが出せるようになることが何よりも大切であり，それは仕事が長続きする何よりのコツです。このコツは，ときとして作業スピードが早くなることや手先が器用になることよりも重要です。極端に言ってしまえば働かない人生というのも選択肢として用意されており，その中で利用者が働くことを選択した場合に，何よりもその人らしく生きていくためのツールとして就労を捉えていきたいと思っています。次からは，就労支援を「就労相談業務」と「就労訓練業務」に分け，各々の特徴や事例を挙げていきます。

2　就労相談業務について

1）就労相談とは？

　就労相談と聞くと，本人が「働きたい」と言って相談にやってくるイメージを抱かれるかも

しれませんが，実際にはいろいろなパターンがあります。市・区役所や病院（主治医や医療相談室），相談支援事業所，学校，当法人のホームページなどさまざまな機関やツールを通じて，本人・家族等が相談にみえます。これから働きたいという方だけでなく，在職中の方から「仕事が上手く行かない」との相談を受けることもありますし，休職中の方からの「復職したいけど不安だ」という相談もあります。

相談の第一段階としてまず本人や家族にお会いします。いわゆる初回面談（インテーク）ですが，その際相談を受ける側が考えることは「この方はどんな人で，何を求めているのか？今後何をしていくのがいいのか？」ということです。当然のことですが相談者は「働きたい」という主訴で来所されます。ただし「働きたい」という魔法の言葉の裏側に相談者のどんな思いが込められているのかをつかむことが肝要です。これが，簡単そうで実はかなり難しいことでもあります。

もちろん，面談の中では障がい種別や診断名も伺いますし，幼少期のエピソードや学齢期の成績，様子も伺います。就労相談だからと言って，就労経験や離職理由ばかりを聞くわけではありません。加えて，家族構成やその状況等（可能なら経済状況等も）もお伺いします。それは，「この方はどんな人？」ということを知るためであり，それがわからなければ「働きたい」という言葉の裏側もわからないからです。「働きたい」という言葉の裏側に込められている，もしかしたら「友達がほしい」とか，「家のローンが払えない」とか，「親の手前があるので働きたいと言ってみた」とか，その方の置かれている状況を総合的に把握していきます（図11-2）。

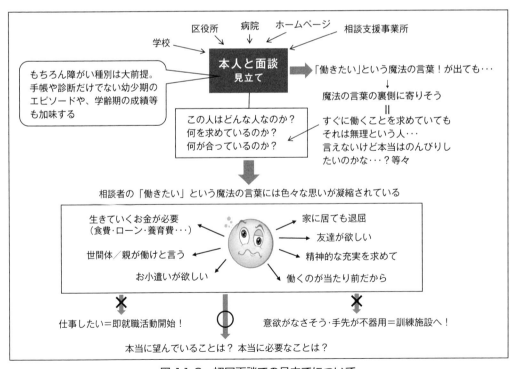

図11-2　初回面談での見立てについて

2）就労相談業務におけるアセスメント

　就労におけるアセスメントというと職業適性検査というイメージがあるかもしれません。もちろんそれも一つの手段ですが，まずは本人と話をする中で，「この人はどんな人?」というイメージをつけていきます。「働きたい＝ハローワークへ行く，採用面接を受ける」という選択肢だけでないことを念頭に置き，就労訓練の必要性も踏まえた上で今後の支援方法を導き出します。一般的には，「意欲がなさそうな人」や「就職のブランクが長い人」等が就労訓練へつなげる必要があると思われていますが，そうとも限りません。見立てをしていく中で，集団活動への適性があるのか，ないのかなどを見ていくと，「訓練」というグループ活動が第一選択にならない場合もあります。また，見立てとは面接場面だけで行うものではなく，一緒に活動する中で（訓練施設を見学する，履歴書を作成する等），徐々に行っていくこともあります。そうやって面談室の中だけではない活動を一緒に行うことで，徐々に信頼関係を築いていきます（図11-3）。

　就労相談を受ける職員の業務として「情報提供」を行うことが数多くありますが，これは「ハローワークには障がい者専用窓口があります」とか「○○という施設で訓練ができます」などと情報を伝えることでは決してありません。それは単なる情報の「提示」です。情報へつながる力が十分にある方であれば，われわれの所へ相談に来る必要はないわけで，情報を提示し，

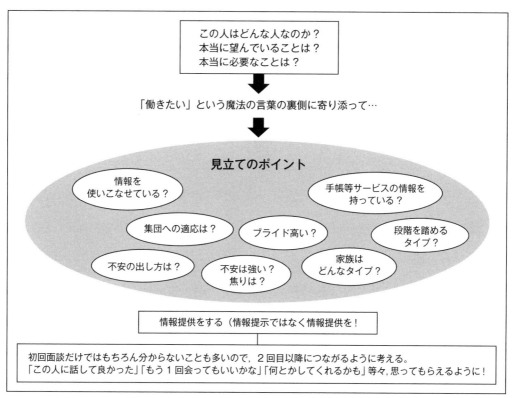

図11-3　見立てのポイントについて

つないでいくことが求められています。ただし，就労するのは利用者本人です。こちらが完全にお膳立てした状況でしか動けず自ら発信する力が弱いと，必ず就労を継続していく過程でも壁に当たってしまいます。利用者の発信する力，SOSを出す力を引き出しながら，利用者も職員も一緒にトライアンドエラーを繰り返し，少しでも幸せに生活ができるように，そして「就労」がその一助となるように今後も活動していきたいと思います。

ワンポイント：地域の就労支援システム（ハローワーク・ジョブステーション）

ほとんどの地域に導入されている就労支援システムで一般的なのはハローワーク（公共職業安定所）です。

管轄は国（労働局）で一般求職者・障がい者求職者・外国人求職者などさまざまな求職者への職業斡旋の他，雇用保険に関する諸手続きや助成金の支給，公共の職業訓練の紹介などを主な業務として行っています。登録に関しては，窓口での登録手続きをすれば求職者カードが発行されます。障がいのある人は，障がい者として登録をすると，障がい者専用の求人に応募できるようになります。登録については，身体・知的障がいの方は障がい者手帳が，精神障がいの方については，障がい者手帳＋主治医の意見書が必要となります。また年に数回合同企業面接会を主催，実施しています。利用料や登録料は無料です。

その他の就労支援システムには，ジョブステーション（若者や女性といったある特定の範囲の相談窓口）や職業技術専門校（テクノカレッジ）などがあります。

（玉木裕次郎）

以下に，見立ての中で就労訓練をしないという選択をし，支援者との関わりの中で就職を目指した方の事例を挙げます（図11-4）。

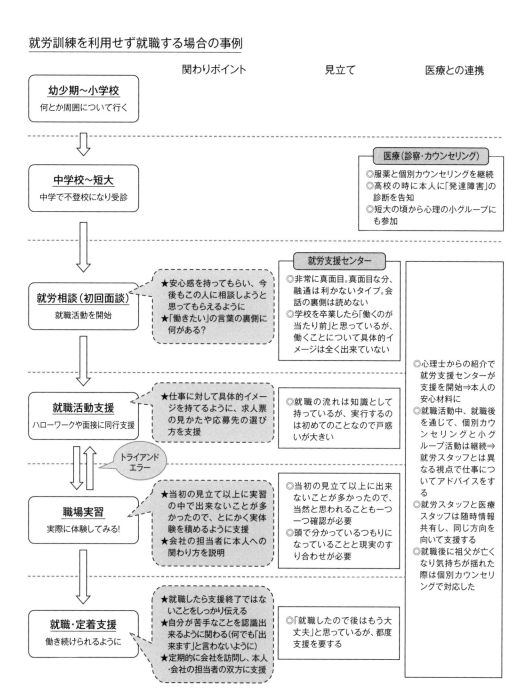

図11-4　就労訓練を使用せずに就職への支援をした事例

ワンポイント：職場開拓

　障がい者の就労支援を考える上で，職場開拓は重要な一過程と言えます。通常，働くことへの動機づけや労働習慣の形成等，就職に必要な職業準備訓練等を経た障がい者を想定して，職場開拓は実施されます。地域で活動している企業を一軒一軒訪問し，「障がい者雇用」をキーワードに，企業人事担当者と支援機関がやり取りをするところから，職場開拓は始まっていきます。障がい者に対するイメージがまったくない所，過去に障がい者雇用で失敗経験をしたところなど，企業側の状況はさまざまです。また，企業はいうまでもなく営利団体であり，「いかに戦力となりうるか？」が，雇用判断の重要な要素となります。そういった企業側の考え，思いを度外視したような就労支援は成立しません。企業の思いを踏まえた上で障がい者雇用の利点，必要性等を伝えることが，支援機関が果たすべき，最大の役割の一つと言えます。

　企業側が一定の興味，関心を示した場合，次に「職場実習」を提案していきます。実際に，障がいのある人たちの働く姿を見てもらうことで，企業，障がい者本人双方の安心感につながるとともに，雇用の展開が開ける可能性も高まります。

　最後に，職場開拓は「人のつながり」作りであると言えます。直ちに，雇用に結び付く結果が得られなかったとしても，そこで関係が途絶えるような顛末のやり取りは避けなければなりません。時間を置いて，またその企業に連絡を取れるような，丁寧なやり取りこそが，職場開拓にのぞむ就労支援機関に求められる基本姿勢であると考えています。

（加藤陽一）

ワンポイント：リワークと産業メンタルヘルス（企業のメンタルヘルス義務化）

　うつ病等のメンタルヘルス不調によって，長期間休職を余儀なくされるケースの場合，症状が落ち着いたとしても勤務への根強い不安から，職場復帰までかなりの時間を要することがあります。またメンタルヘルス不調者が現場にいきなり復帰した場合，再発するリスクも高まります。

　そこで，リワーク（Re-Work）支援が注目されています。リワーク支援とはメンタルヘルス不調者を対象に職場復帰に向けたウォーミングアップを，医療機関や関係機関のような職場以外のところで行うことです。医療機関ではデイケアでのプログラム，地域障がい者職業センターではリワークプログラムが実施されています。

　有職者の自殺の原因の 20％以上が「勤務問題」（2013 年）となっていたり，長期休職者がいる事業所は全体の 10％にのぼったり（2013 年）という背景があったため，国は企業側に対しメンタルヘルス対策を国は呼びかけていました。2013 年時点では全体の 6 割の事業所が取り組み始めており，2018 年には 8 割の事業所が対策を取り組む目標。平成 27 年 12 月より 50 人以上の従業者を抱える事業者に対し，年 1 回のストレスチェックが義務付けられることとなりました。この義務付けから事業者側が被雇用者の変調に気づき，いち早くメンタルヘルス対策をすることが期待されています。

（玉木裕次郎）

3 就労訓練業務について

1）就労訓練について

前述のように，平成19年に「ワークだんだん」（北区）として就労移行支援事業と就労継続支援B型事業がスタートしました。また，平成26年には多機能型事業所ひだまりのみち（東区）を開所し，新たに就労移行支援事業と就労継続支援B型事業の指定を受け支援の幅を広げています。

就労訓練の利用者は，法人内外問わず，さまざまな機関から受け入れています。また，だんだんの生活訓練事業から移行してくる方もいます（図11-5）。ワークだんだんでは，見学後のお試し利用を丁寧に行い，訓練の見通しについてお互い確かめる時間を長めに取っています。ワークだんだんに通い始めるときには，利用者誰もが不安と緊張がいっぱいです。まずは，実際の作業体験を通して自分の居場所を実感してもらい，スタッフが関わることで，不安や緊張が徐々に和らぎ，少しでも安心できることを増やしていくことを心がけています（図11-6）。

お試し期間中に利用者の希望や自分がやっていけそうなグループを確認してもらい，その一方でスタッフは生活歴や生育歴を踏まえてアセスメントし，今後利用されたときの全体をイメージすることを心がけています。仕事をその人の生活の一部として，どんな生活を送りたいのかを一緒に考えていきます。

それがスムーズな受け入れにつながっています。2年以内に就職したい方は就労移行支援事業を，当面は生活の充実が目的の方や就職希望だがゆっくりやって行きたい方は就労継続支援B型事業を利用していただいています。気持ちやタイミングが合えば，就労継続支援B型事業から就労移行支援事業へのステップアップは可能です。また，その方の希望に合った就職情報があれば就労移行事業・就労継続支援B型事業を問わず，就職への見学実習も行っています。

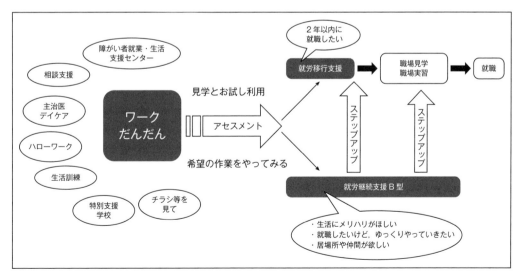

図11-5　ワークだんだん就労訓練の利用の流れ

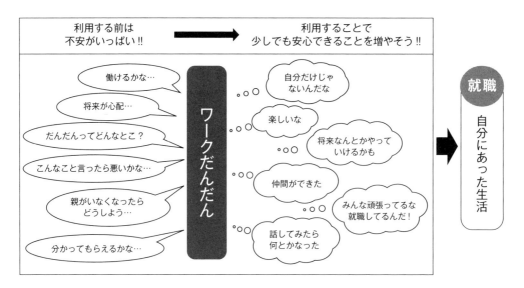

図 11-6　ワークだんだんの入口から出口

ワンポイント：就労支援事業とは

　かつて一般雇用が困難な障がい者は小規模作業所に通い，居場所とする人も働く場とする人も同じ場で作業をしました。平成 18 年「措置から契約へ」という言葉に表される障がい者自立支援法が施工され，各々の目標に合わせてサービスを選べるようになりました。2 年間以内に就職を目指す人は『就労移行支援事業』を，無期限でじっくりと就労訓練をして就職を目指す人は『就労継続支援 B 型事業』を選択します。就労継続支援 B 型事業は，そこでの活動自体を仕事や居場所とする人が多く存在するため，ここで得られる工賃は障がい基礎年金と合わせて月 10 万円となる事が理想とされています。さらに就労移行支援事業の利用では就職が困難，かつ就労継続支援 B 型事業の利用を望まない，このような方が利用する事業として『就労継続支援 A 型事業』があります。これは福祉サービスですが，事業所と利用者は雇用契約を結びます。そのため，基本的には最低賃金が保障されており，雇用保険（週 20 時間以上勤務する必要がある）にも加入します。就労継続支援 A 型事業は，福祉に理解のある施設や一般企業が取り組む場合もあれば，福祉分野への理解や知識の浅い一般企業まで，さまざまな形態の会社が取り組んでいます。利用者や家族，支援者はそれぞれの目的，タイミングに合う就労支援事業を選択する必要があります。

（三嶋真実）

2) ワークだんだんの具体的な活動について

　開所当時から，個人の特性に合わせて作業内容等を組み立てていったため，結果的に少人数のグループでの活動となっています。外で身体を動かしたい方，皆と協力しながら少し動きたい方，細かいことが好きでこつこつやりたい方等々，個々に合わせて作業の種類も多くなってきました（図11-7）。緊張感が強いために少人数グループが良いという方も多く，各グループにスタッフがついて活動しています。やってみたい作業をいくつか組合せて参加したり，その後のステップアップとして作業を変更したりもできます。作業中のほどほどの会話も重要な要素です。楽しめたり，全体的にいやすくなったり，緊張感が軽減できるように配慮しています。

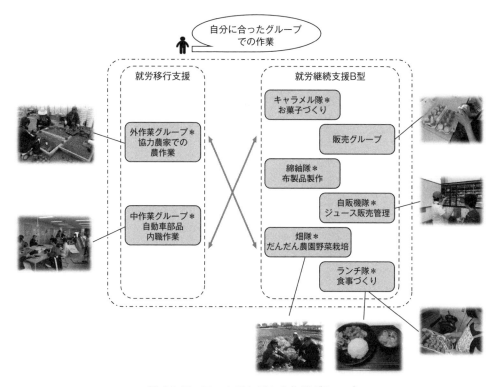

図 11-7　ワークだんだんの作業グループ

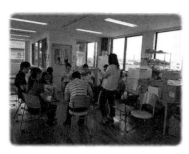
SSTの様子

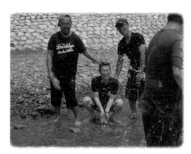
川遊び

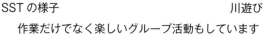
作業だけでなく楽しいグループ活動もしています

就労移行支援事業は月曜から金曜日，就労継続支援B型事業は月曜から金曜日の作業と，土曜日はレクレーションで主に外出メニューを行っています。また，週3日や半日など少なめの日数や時間数からの利用も受けています（図11-8）。作業だけでなくグループ活動，SST，カラオケ，麻雀，スポーツ等も取り入れており，利用者同士のつながりができる機会を設けています。その他の活動としては遠足的会社見学，身近な職場見学，川遊びやバーベキュー，イチゴ狩り，卒業生の体験談，ロールプレイ，節分やハロウィンなどのイベントや季節行事を行っています。

全体の時間割り

	月	火	水	木	金	土
AM 9:30～ 12:00	外作業 中作業 自主製品	外作業 中作業 自主製品	中作業 自主製品	外作業 中作業 自主製品	外作業 中作業 自主製品	外出メニュー （継続訓練のみ）
PM 13:00～ 15:30	30分レク 中作業 自主製品	30分レク 中作業 自主製品	30分レク 中作業 自主製品	30分レク 中作業 自主製品	30分レク 中作業 自主製品	

図11-8　ワークだんだんの時間割

ある方の1週間のスケジュール例です（図11-9）。将来に向け利用者と希望を確認しながら，デイケアから少しずつ就労訓練へとシフトをして，さらに時間をかけ就職へとつながっていきます。就労訓練は就職したら卒業ですが，就労しながら生活を継続していくためにも，訓練利用時からなるべく他機関と連携が取れる形を作っています。なので，ひきこもり支援など他事業やデイケアとの利用の組み合わせも歓迎しています。

ある方の利用例……週3日の方の場合……ここから相談しながら増やしていく

	月	火	水	木	金	土
AM 9:30～ 12:00	休み	外作業	デイケア	中作業 SST	外作業	デイケア
PM 13:00～ 15:30	休み	30分レク 中作業	デイケア	30分レク 中作業	休み	デイケア

図11-9　ある方の利用の例

3）就職に向けての基本的な考え方と土台作り

ワークだんだんの就労支援では，就職後もなるべく無理なく，長く働き続けることができることを目標にしています。就労訓練というと就労準備性ピラミッドでの④基本的就労習慣と⑤職業適性に目が行きがちですが，ワークだんだんでは長く安定して働くために，①心と心身の

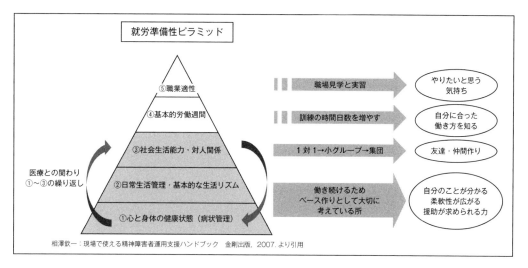

図 11-10 就労準備性ピラミッドについて

健康状態，②日常生活管理・基本的な生活リズム，③社会生活能力・対人関係の3つの土台部分を日々の中で繰り返し確認し，向上できるよう力を入れています（図11-10）。土台が広がることは，社会に出たときにより柔軟に対応できる力がつくことになると考えています。

　何も問題がない状態ならば心も身体も安定し日常生活も崩れませんが，対人関係でつまずくと一気に土台の健康状態まで崩れてしまう方が多いのが現状です。③社会生活能力・対人関係でのハードルはなかなか高いものです。スタッフは土台づくりの中で利用者に寄り添い，信頼関係を築いていきます。その後の就職時では強い不安のなか，スタッフとの信頼関係が大変重要となっていきます。また，土台づくりの繰り返しの中，医療と関わる中でつながりも形成されていきます。デイケアでの日々の関わりも①〜③の連続で，就労への土台作りと同じ効果があると考えています。

4）スタッフとしての就職に向けての関わり

　病気を抱えて働くということは大変なことです。利用者の方は驚くほど，まじめで頑張り屋です。どんなに頑張ってもどうしていいかわからず，死にたくなったり周りのことが見えなくなったりすることがありますが，守られた中で安心できると，少しずつ落ちついてきて，自分の目で周りが見えるようになります。

　他の利用者が職場実習に行ったり就職したりする姿を見ながら，おのずと就職への道をゆっくり進んで行きます。人に大切にされる経験をし，安心感を得ることが自分の人生を生きていく第一歩となります。

　日々の繰り返しについて訓練できる2年間という期間は，就職するために十分に時間があるわけではありません。就職の目標を達成するために，ご本人の希望を話し合いながら，それを支援計画に記し，モニタリングをしていきます。そして，実際の関わりとして，スタッフは利

用者の生育歴や，日々の様子，ご本人の希望などを総合して見立てを行い，アイデアを出し合い，イメージをそれぞれの利用者に持ちながら，そのとき，その場で日々の関わりを繰り返し行っていきます。

『参加日数を増やす』など具体的な目標が挙がってくると，「体調はどうか？」「主治医の意見はどうか？」「疲れの自覚はあるのか？」「疲れが増すような気になることがあるのか？」「疲れていたら休むことができるのか？」「休める環境なのか？」「睡眠はとれるのか？」といったことがスタッフの頭に浮かびます。また，そもそもワークだんだんで頑張りすぎて力が入っている状態では訓練時間を増やすことはできません。「慣れてきて少し安心できる状態なのか？」「作業は？」「スタッフとの関係は？」「一緒に過ごせる仲間ができてきたか？」など考慮すべき点がたくさんあります。具体的に支援計画の目標だけでなく，スタッフの中で利用者それぞれの行く末をしっかりとらえ，今何が必要かを踏まえ，そのとき，その場での声かけや対応をしていきます。少し自信が持てたり，本来の利用者のいいところが出せるような，気持ちが楽になるような，たくましさがでたりそんな関わりになるといいと思います。

「疲れてる」とか「頑張りすぎてる」とか「こう思ってたんだ」「これでいいんだ」と自分のことに気付くことは働く上で誰にでも必要なことです。就労支援では一般的ではないかもしれませんが，文句が言えるようになると，スタッフとしてはずいぶん安心感が持てる気がします。利用者が等身大の自分の生活が送れるように，スタッフによってはときにはオーバーリアクションもありつつ，毎日利用者に伝えたい思いをのせて全身を使って表現していきます。スタッフ間では周りのスタッフの気持ちや動きを感じつつ，また，自分の役回りを考えて動きます。そして，日々の振り返りを通して，そのときの対応がどうだったかをお互い確認していきます（図11-11，11-12）。

5）連携について

誰にとっても就労しながら生活を継続していく上で，自分を知ることはとても大切なことです。ときに自分に向き合うことが辛くなることもあります。就労訓練にあたっては厳しい状況

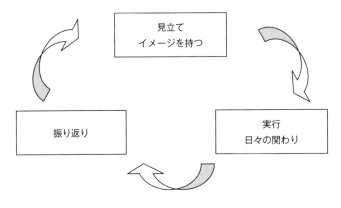

図11-11　日々の繰り返しについて

第11章 就労支援部門　　159

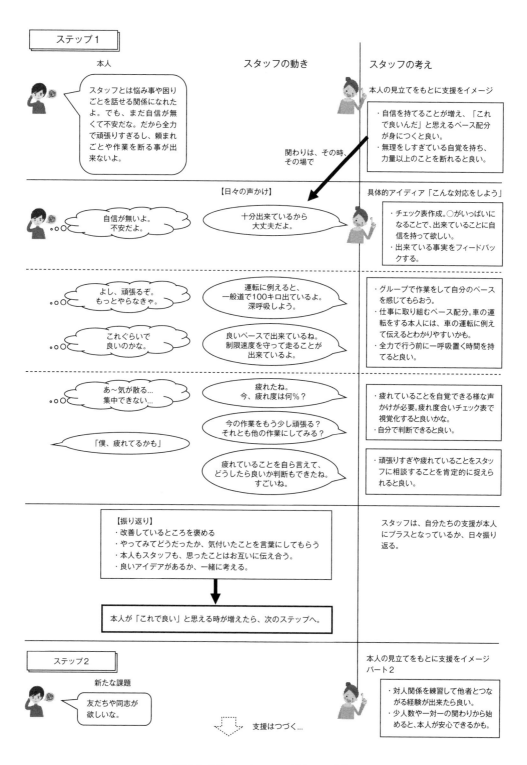

図11-12　スタッフの関わりの例

も前向きに乗り越えられるように周りの環境を整えていくことが大切になってきます。

　誰かに支えられて乗り越える経験をすることで，不安は山ほどあっても，「何とかなった」と思えるようになります。そのために，スタッフも含めて，互いに支えあって前に進んでいきたいと考えています。「就職したい」という目標を達成するために課題を乗り越えていくことが必要です。

　利用者に関わる人たちが現在の課題を共通認識した上で，課題解決のためにそれぞれの立場から，必要なときに声かけや支援をするようにしています。まわりのスタッフの動きやスタッフのキャラクターなどもありますが，誰が問題を提起し，どのようにフォローすることが利用者にとってわかりやすいかを最優先に考えます。

　この小さな連携から始まり，主治医，デイケアスタッフ，相談支援職員，家族，就職時には職場やジョブコーチなどと連携していくことにつながっていきます。次第に役割分担もはっきりしたものとなります。連携においては，もちろん利用者を取り巻く人々の中の信頼関係が必要となります。多機能型診療所として利用者の関わりに広がりが持てた例をあげます。

　デイケアで週1回の小グループのみに参加していたメンバーがいます。グループには休まず参加していましたが，デイケアの中に入ることは難しい方と担当スタッフも感じていました。そこで働きたいという希望を聞いて，同じグループのふたりと一緒にワークだんだんの作業に体験参加するようになりました。週1回ですが，数カ月スタッフが同伴してワークだんだんの定期的な利用までつなげました。自分で通えるようになってからも，ワークだんだんで困ったことはデイケアスタッフに相談していました。その困りごとをワークだんだんとデイケアのスタッフ間で丁寧に共有し，具体的な改善についてはだんだんスタッフと取り組んでいくようにしました。それまでは「わからない」と済ませていたことも，自分の言葉で話すことができるようになりました。また，結果的にそれぞれのスタッフとメンバーとの信頼関係も深まりました。

　このように就労訓練と精神科デイケアがスムーズに連携できることが，多機能型精神診療所のひとつの強みでしょう。一度このような連携ができると，法人外の他のデイケアや医療機関とも連携を取ろうと考えるようになりました。ワークだんだんでは各利用者に必要な連携を訓練利用中からつくることが，就職後の定着支援でも効果的と考えています。

6) 就労定着支援について

　就職への主な流れとして，まず職場見学を行い，その後実習につなげていきます。ここでは普段関わるスタッフも一緒に同伴し，場の雰囲気も和らげる努力をしていきます。できるかぎり不安の軽減を図ります。また実習時は仕事の流れを確立し，スムーズに仕事ができる状況を作るための調整を行います。このような関わりを通して初めは仕事でできないところがあっても，スタッフが黒子のように動くことで流れが途切れず，不安が軽減され毎日「今日は何とかできたな」と達成感を持ってもらえればラッキーだと思っています。その繰り返しで，その後

に時間をかけて少しずつ仕事を習得していくことができます。自分でできるようになり少し安心感が出はじめ、「そろそろ一人でいけそうかな」と思えるくらいまでは、可能な限り同伴しています。その後は「何かあったらだんだんに連絡しよう」と思って継続して働いてもらえると嬉しいです（図11-13）。もちろん職場からも気になることがあったときには連絡をいただき、すぐにかけつけます。

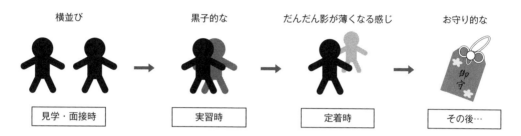

図11-13　利用者に感じてもらえるイメージ

　利用者仲間でのペア就労もお互いを知っている顔がいる安心感が大きく、就労支援には効果的です。また、職場定着時、ジョブコーチや障がい者就業・生活支援センターにつなげますが、何かあったときには言いやすいところへ援助が求められればいいと考えています。もし、ワークだんだんが言い易かったら相談を受けますし、関わって下さっている他機関にも連絡できます。どうしても退職しなくてはいけないときには一緒に考え、転職相談にものっていきます。知らない間にやめていたということがないように、みんなで心がけ、支援が継続されています。

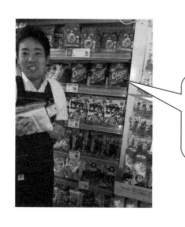

支援があって27歳で就職できました。
周りのサポートにも助けられました。
楽しくがんばってます。感謝です。

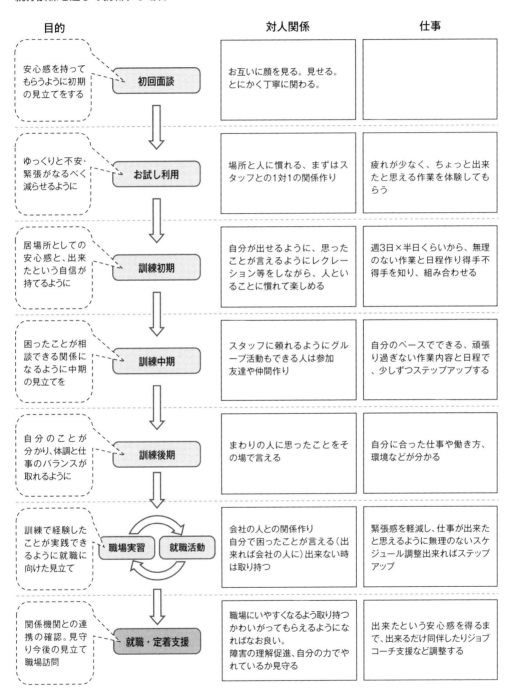

図 11-14　就労訓練を使用して就職する場合

多機能型診療所としての就労支援のある事例
手厚い支援を必要として就職した場合

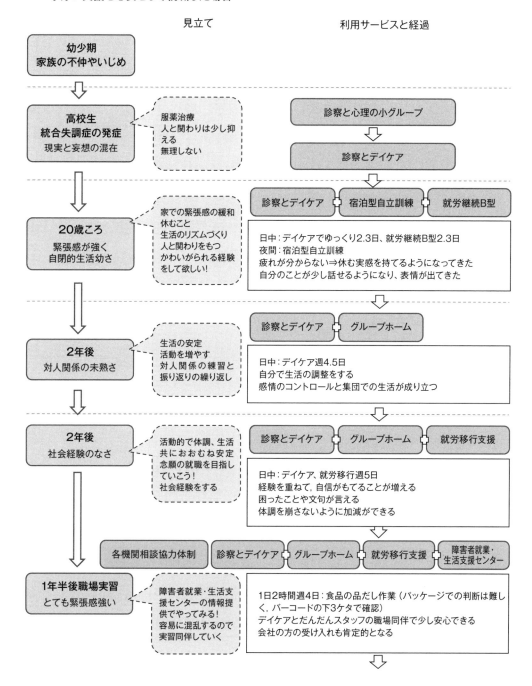

図11-15　就労訓練を使用して就職への支援をした事例

164

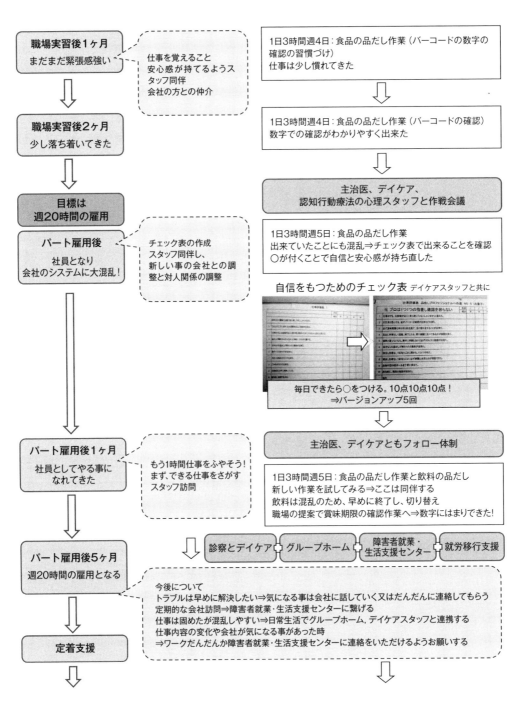

図 11-16　就労訓練を使用して就職への支援をした事例

法人内のクリニックでは学童期デイケアを行っています。関わりが長くなれば小学生だった子どもたちに就労希望がでてくるのも自然な流れです。周りの理解がある状況は障がいを感じずに過ごせていても，理解が乏しい状況では二次障がいが出る場合もあります。就労環境の調整も就労スタッフの大切な仕事です。

　コミュニケーションが苦手と言われる発達障がいの方も，人とのつながりや人といる安心感を得る気持ちを皆と同じように培うことができます。また，培われていくように関わることがとても大切なことです。一方，就労に関していえば，対人関係と仕事内容においてわかりやすいことと，全体的にほどよい距離感がある会社が適していると思われます。ワークだんだんで長く訓練を行うよりも，職場実習を行い実践しながら働く力を身につける方があっている方もいます。できれば理解ある会社で，就職に向けて気長に就労移行支援事業の施設外支援（職場実習）を行いながら仕事や会社の決まり，社会常識を身につけていけるといいと思います。

　あるアスペルガーの利用者の方は風邪など体調不良で会社を休むことはありましたが，私用で欠勤することはありませんでした。浜松祭りが大好きな方でした。たまたま1年目，職場の休みと重なっていたので，問題なく祭りに参加できました。2年目は仕事と1日重なっていたため「明日祭りのために休みます」と上司に伝えました。会社にとってもお祭りに参加するための休暇希望が急だったため驚きました。ご本人も会社の方に驚かれたこといつまでに言えばよかったのかなど，戸惑い，混乱してしまいました。家族も含めて話し合い，結局その日はお祭りに参加できませんでした。その後，会社も「シフトがでる○日前にはお休み希望を出すように」とはっきり決まりごとを作ってくれました。皆があいまいな規定でも困らずやったりしていること，一つ一つが利用者には思いもよらないことなのかもしれません。

　些細なことも，ただわけもわからずご本人が怒られてしまうことがないように，行動の意味や思ってもみない状況を説明しつつ，理解を得たり調整した，そのような関わりの中でも会社の方に大変助けられています。個々の就労支援を行う中で，就職へ根付いていくにあたり，就職によって自然と理解が広がっています。みんなの働きたい気持ちとそれを支える就労支援は，浜松での地域作りでもあるのではと考えています。

（精神保健福祉士　和田里美）
（精神保健福祉士　遠藤知子）

ワンポイント：特例子会社

　従業員50名以上を擁する企業は，障がいを持っている従業員を全体の2.0％以上雇用する義務（障がい者雇用率の義務）が課せられています。当然，複数の事業所を持ち全国に展開しているような企業においても，すべての常用労働者を分母とする実雇用率（身体障がい者と知的障がい者を実際に雇用している割合）の算定がなされることになります。しかし，企業の事業内容，雇用障がい者の障がい種別，態様によっては，特別な配慮をした職場を設けることが妥当な場合もあります。このような考え方に基づき，企業の支配下にある子会社が一定の要件を備えた場合，親企業の一部門とみなして，その子会社で雇用する障がい者数を親企業の雇用する障がい者数に合算することを認めたものが，特例子会社という制度です。

　この制度は1976年の身体障がい者雇用義務化の翌年より，身体障がい者を対象として始まりました。さらに，1998年の知的障がい者雇用義務化を受けて，設立数が増加しました。また，分社化や持ち株会社化等の企業環境変化を受けて，親企業と特例子会社が同じ支配下にある他の関連企業を加えたグループを形成し，そのグループ内で雇用する障がい者をすべて親企業の雇用数とみなす，関係会社特例制度（グループ特例）が2002年より実施されました。

　利点として，知的障がい者の障がい特性対応に優れていること等，課題点として，障がい者雇用問題を特例子会社に一任する傾向が強くなり，親企業の当事者意識の低下を招く等が挙げられます。

（加藤陽一）

コラム：福祉に株式会社が参入して…

　1990年代初頭のバブル崩壊から後，社会福祉構造改革がはじまり，現介護保険の施行に合わせて，社会福祉事業法が社会福祉法に代わりました。つまり，それまでの措置中心の福祉体系から契約中心に変わり，サービス提供者と受益者（利用者）の責任となり，公的な部分の責任は減少しました。同時に，規制改革が起こり福祉への企業の参入が推進されるという流れになりました。まだ福祉市場は未成熟であり，利用者を守るためのさまざまな取り決めが議論されておらず，企業側の利用者（障がい）への理解も不十分です。一部の先進的な企業は，保守的な従来の福祉事業者よりも活発な社会参加を利用者に提供できています。しかし，新規参入の企業は福祉を新しい産業としてとらえ，収益の対象として利用者を見ている場合が多いように見受けられます。特に就労継続支援A型事業（旧福祉工場）や放課後等デイサービス事業等への参入の場合によくみられます。今後の地域でのコンセンサスが重要とおもわれます。

（大嶋正浩）

第12章
訪問支援部門

1　はじめに

　当法人では，地域で生活する当事者を支援するため，法人設立以来，医療部門，福祉部門共に制度内，制度外を問わずさまざまな形で，積極的に訪問支援を行ってきました。

　医療部門では精神科訪問看護を中心にしながら，関わっている職員が制度の枠を超え，デイケア利用者の自宅訪問，職場への訪問なども実施をしてきました。福祉部門においても，精神保健福祉法に基づく援護寮の卒寮者，地域生活支援センターの利用者などの地域生活を応援するため，危機介入を含め，ボランティア的な訪問を積極的に行っていました。

　法人設立当初は，精神障がい者支援を行う機関が少なく，困りごとを解決するためには自分たちが動くしかなかったこともあり，関係が深くなっている職員と本人の中で，良いときも悪いときもとことん付き合いながら関係性を築き，生活面も含めて包括的に支援する文化が根付いていました。例えば，深夜にSOSがあった利用者のところに訪問し，受診同伴したり，環境の変化があり自殺行為の危険性がある利用者宅に職員が泊まりにいったりするなど，とにかく，利用者に必要と思われることは何でもやってきました。

　平成18年10月に施行された障がい者自立支援法により，福祉部門では，訪問支援に関連する支援として年齢や目的，個々の特徴に応じてさまざまな形で支援が行えるようになってきました。これまで「思い」で活動していた部分が体系化されはじめ，より地域生活を送る当事者が制度を利用して訪問支援を受けられるようになりました（図12-1，12-2）。一方で基本的なスタンスが変わることはなく，今現在においてもボランティア的な訪問が多く残されています。

　本章では，法人内で実施している訪問支援の取り組みとして，浜松市から委託を受けている相談支援事業の活動を中心に地域での訪問支援の展開や現状，訪問支援する上での視点を述べたいと思います。

> **ワンポイント：訪問看護と生活訓練訪問型**
>
> 　当法人では医療，福祉共にさまざまな訪問系支援を行っていますが，ここでは，医療で行っている訪問看護と福祉で行っている生活訓練訪問型について説明します。
>
> 　訪問看護は看護師，精神保健福祉士，作業療法士等がご自宅に伺い，ニーズに合わせた支援を行います。精神症状により外出できない方，不登校や家庭環境の整理が必要な方，どこにもつながることが難しい，いわゆる外来ニートと呼ばれる方も含めて乳幼児から大人まで必要に応じて訪問しています。精神症状が重い方や入退院を繰り返している方にとっては入院を防ぐ効果があります。看護師であれば，状態悪化時には医師の指示により，訪問時に点滴や注射の治療を行うことも可能です。支援困難ケースや受け入れ困難な家庭に対しても継続的に訪問し，行政，福祉との連携も行います。医療は患者が病院に出向いて受診してもらうことが基本ですが，訪問看護では医療が家庭へ出向くことで，患者の生活の場を知ることにより，支援の幅を広げて，地域での生活を支えていく手助けをすることができます。
>
> 　一方，生活訓練の訪問型は，2年間と期間が決められています。訪問者の必要な資格は特に定められていません。利用料は本人の収入により決められ，利用者負担額上限措置が適用されます。退院直後の時期やひきこもり等，手厚い支援が必要な方に集中的に訪問する場合もあるため，利用を開始した日から起算して180日間ごとに，上限50回の訪問をすることが可能です。生活訓練の訪問型は医療行為をすることができませんが，生活に寄り添ったアセスメントをすることで，福祉サービスへの通所ができるようになるなど，生活や活動範囲に広がりをもたせることが可能になります。　　　（平野）

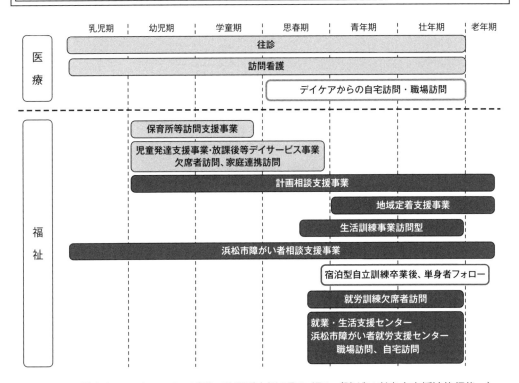

図12-1　法人内のライフステージ別，訪問系支援の取り組み（障がい者自立支援法施行後～）

	実施事業	対象者・方法	対応者	対応事業・法律
医療部門	往診	未受診者，通院中断傾向者等への往診	精神科医（ダダ，第2ダダ）	健康保険法
	訪問看護	通院中断傾向，服薬コンプライアンス不良の方等への自宅訪問	看護師，PSW，OT（ダダ，第2ダダ）	健康保険法
	デイケアメンバー支援	自宅訪問 職場訪問	デイケアスタッフ，メンバー（ダダ，第2ダダ）	ボランティア（無償）
福祉部門	保育所等訪問支援事業	保育園，幼稚園，小学校（各機関へ訪問。本人の特徴理解・関わり方等を情報共有）	心理士（さんぽみち）	児童福祉法 法律的には，18歳まで対象（高校まで）
	児童発達支援事業・放課後等デイサービス事業	欠席時自宅訪問 家庭連携訪問（通所欠席時，滞りにおけるフォロー，家庭連携）	保育士，社会福祉士，心理士（さんぽみち）	児童福祉法
	計画相談支援事業	障がい福祉サービス利用者自宅，福祉サービス事業所訪問（サービス等利用支援計画作成，モニタリング時）	精神保健福祉士，社会福祉士（相談支援センターだんだん）	障がい者総合支援法
	地域定着支援事業	地域移行者（長期入院者退院後），単身生活困難者等（24時間連絡体制確保，緊急時対応）	精神保健福祉士，社会福祉士等（相談支援センターだんだん）	障がい者総合支援法
	生活訓練訪問型	ひきこもり，地域移行者（長期入院から退院後）通所困難者等（自宅訪問しての生活訓練）	精神保健福祉士，社会福祉士等（ひだまりのみち，だんだん）	障がい者総合支援法
	浜松市障がい者相談支援事業	未受診，医療中断，外来ニート，福祉サービス利用希望者等，訪問（発見，介入機能，社会資源につなげる）	精神保健福祉士，作業療法士（だんだん）	障がい者総合支援法
	宿泊型自立訓練卒業メンバー支援	卒業後，単身生活者フォロー自宅訪問。（緊急時対応，SOS入電）	宿泊型自立訓練スタッフ 地域活動支援センタースタッフ（多機能型事業所だんだん）	ボランティア
	障がい者就業・生活支援センター	企業への訪問・定着支援，職業生活安定のための自宅訪問	精神保健福祉士，社会福祉士等（就業・生活支援センターだんだん）	障がい者雇用促進法
	浜松市障がい者就労支援センター		精神保健福祉士（ふらっと）	浜松市単独事業

図12-2 法人内の訪問系支援内容（障がい者自立支援法施行後～）

2 浜松市障がい者相談支援事業所の機能

　浜松市障がい者相談支援事業は，障がい者自立支援法の施行により始まりました。精神分野では，平成18年10月より地域活動支援センターに併設する形で，当法人が浜松市より事業を受託して相談支援活動を行うことになりました。浜松市は人口約80万人。行政区が7区に分かれており，平成28年4月現在，16か所が委託され，障がい種別に関係なく，全市から相談を受けることとしながらも，メインとなる担当区を持ち，活動を行うこととなっています。

　当法人は東区（人口約12.5万人）を主担当として受け持ち，人員配置1.5人で精神保健福祉分野が得意な相談支援事業所として活動を行っています。

　浜松市より委託された相談支援事業の役割は「社会資源につなげる」ことです。生活につい

て困りごとを持つ人が相談に訪れ，ニーズを聞き取り，必要な社会資源につなげることで，希望する生活を送れるようにしていくことを目的としています。

開設当初は，相談者を待ち，相談依頼の連絡が入れば訪問等の方法で相談にのり，社会資源につなげる動きをしてきました。

基本的には，相談者自身が「こんなことがしたい」「こういう生活が送れるようになりたい」等，具体的な希望を持っており，その人が望む生活ができるよう支援を実施してきました。一方で，本人は相談する気持ちがないけれども「周囲が困っている」という相談もありましたが，そのような場合，すぐに解決に結びつくということは少なく，訪問しながら長い時間をかけて解決を目指すこともありました。そういったケースの中には，解決に結びつかない状況の中，地域では問題視され，孤立を深めていったり，自らでSOSの発信ができないために，支援者側が知らないうちに状態悪化していることも少なくありませんでした。このような課題解決のため，加えて自ら相談することができず，どこにもつながらず生活維持が困難になっているケースを掘り起こし，早期介入ができるように以下の取り組みを実施していくこととしました。

①相談担当区へ事務所を構え，身近な場所で相談にのれるようにする
②民生委員児童委員との連携を強化し，ケースの発見・見守りを行うようにする

3　民生委員との連携

「お前たち専門家は地域に住んでいない。役に立たない」現浜松市民生委員児童委員協議会会長稲田謙一氏に言われた言葉です。この言葉が現在も相談支援活動（訪問支援）を行う上での指針となっています。

訪問支援を行っていく中では，他の社会資源につながっていない限り，本人，家族からのSOSがないと，ケースの日々の生活の変化を捉えることは難しい状況にありました。

「地域に住んでいない」という言葉の背景には「専門機関は既定の時間で終業する」「地域で何が起こっていても把握できない」「近隣住民は，不安感があってもそこから逃げることはできない」という想い，「一緒に本気になって地域のために働け」という叱咤が込められていました。

地域住民や民生委員児童委員との連携を強め，危機感や不安感の共有，早期発見・介入をするため以下の取り組みを行いました。

①見守り依頼と365日24時間オンコール体制
②民生委員児童委員協議会への定期的な参加（月1回程度）その場での相談
③障がい・疾患の有無は明らかでなくとも，心配な方について相談を受ける
④民生委員児童委員との同行訪問

上記したような取り組みの中で，通常の相談支援の流れ（図12-3）に加え（図12-4）のような相談支援の流れができ，一時は新規相談の4割が民生委員児童委員となっていきました。

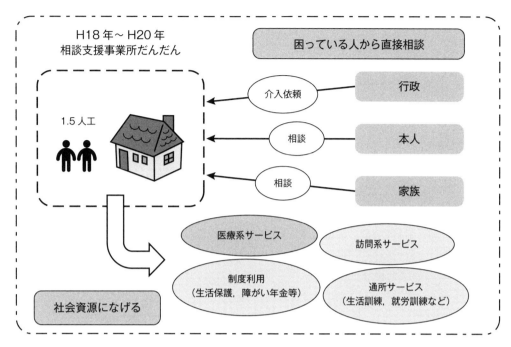

図 12-3　開設当初実施していた通常の相談支援の流れ

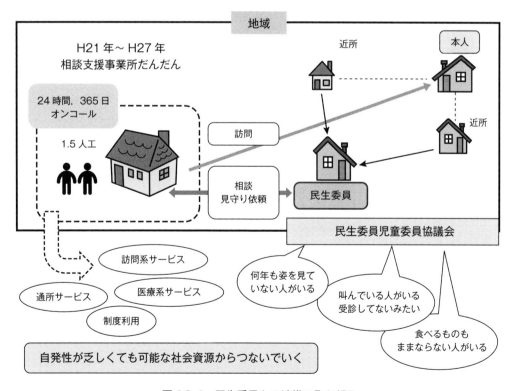

図 12-4　民生委員との連携の取り組み

> **・● コラム：連携より知り合い ●・**
>
> 　地域での支援をしていると『連携が必要』という言葉をよく耳にします。その実，言葉の意味はもちろん，実感として持てるほど『連携』がスムーズにいくことは多くないように思います。個のケースを通して各機関が役割分担して生活を支えることは行っていても，制度だけでは支えられない，各機関の持つ役割だけでは支えきれないケースの場合，負担感の大きい連携関係となってしまいます。そうした中で必要になってくるのは，役割を少しだけ越えて無茶の言える『仲間作り』だと思います。もちろんお願いするばかりではただの押し付けです。個のケースを通して知り合い，相手の無茶なお願いも引き受け，苦労話に花を咲かせ，お茶でも飲みながら最近の近況を話し合う。そんな『仲間作り』をしていると「この人の頼みなら仕方ない」がお互いに増え，形だけではなく，自発性の伴う連携が自然と図れるようになっていくように思います。
>
> （岸直樹）

4　見えてきた地域の現状

　地域で，埋もれているケースの掘り起こしを民生委員児童委員等と連携しながら行っていくと，これまで感じていたものとはかけ離れた，関わりが困難なケースが多く出てきました。

　「単身で暮らしながら未受診で小学生や近隣住民に対して石を投げ暴言を吐く人」「発症してから家族に囲われ未受診のまま30年ひきこもり生活をしていた人」「通院はしているもの怠薬傾向で妄想状態が強く自宅に尿をガソリンとして溜め，車に入れて壊してしまう人」「未受診の状態で認知症の母親と過ごし，悪徳リフォーム業者に金銭搾取され，食べるものもなくなっている人」「極端なゴミ屋敷，極端な貧困状態から食べるものもなく過ごす人やその中で過ごす子どもや高齢者」多くは，近隣住民や周囲が心配し困っていても本人，家族はSOSを出さず，あたり前のように生活を送っていることが多いことが印象的でした。また，解決すべき課題が単純ではなく，さまざまな課題が絡み合い多領域にまたがり支援が必要な状況がありました（図12-5）。

　そういった状況を紐解いていく上で，重点的に行ってきたことは，「本人から支援を求めていない家への介入」「医療機関との連携」です。

5　本人から支援を求めていない家庭への介入

　本人が支援を求めていない家庭に訪問することは，相手にとっては「いい迷惑」「おせっかい」なことです。周囲がいくら心配して訪問しても，相手側に受け入れる準備ができていなければ訪問が成り立ちません。場合によっては不安感，怖さをあおることにもつながりかねないと思います。初回訪問からどのような方法で，誰と訪問すると不安が緩和されるかということを民生委員と相談したり，障がい受容がない人に単独訪問するときには友愛訪問（民生委員児童委員等が行う訪問。生活が心配な家庭を気にかけ，必要に応じて手助けするもの）の延長のように名刺も「浜松市障がい者相談支援事業所」から「浜松市相談支援事業所」に書き換え，友愛訪問の延長のように「困りごと相談訪問」として初見し，無理をせず顔見知りになるところか

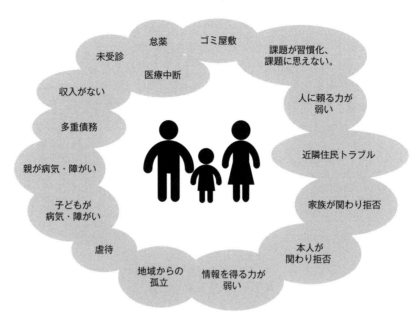

図 12-5　重複した生活課題

ら始めることもあります。

「そこまでして訪問する意味があるのか」「困っていない人に何しても無駄だ」「相談支援はそこまでする必要はない」と言われることもあります。しかし，その人，その家庭がこれまでどのような気持ちで生活してきたか，どんな雰囲気の家庭か，今後どんな将来を迎えていくのか，イメージをすると可能な限り早い段階で関わっていくことが望ましい場合が多く，支援の必要性を感じずにはいられません。

誰かが突破口をひらく役割をする必要性があるのであれば，「自宅に訪問すること」を仕事として行う者の役割かと思います。

図 12-6 は，介入するときに基本としている訪問の流れです。

図の流れのようにスムーズに行くケースばかりではなく，場合によっては，関わり自体を保留とし，関わりが再開できるタイミングを図る場合もあります。その場合にも近隣住民や民生委員児童委員にケースの変化が見られた際に情報提供をもらえる体制を作ったり，行政窓口に手続きにきた際などに支援へのきっかけとなるよう働きかけをしてもらうこともあります。家族全体の支援が必要なとき，高齢者がいる場合には地域包括支援センターと連携したり，子どもがいる場合には保育，教育機関と連携しながら介入のきっかけを探る場合もあります。とにかく，その家庭が地域の中での孤立を防ぎ，安定して生活を維持していけるように関係機関を巻き込み，ネットワークの中で見守り，支援をしていくことを意識的に行っています。

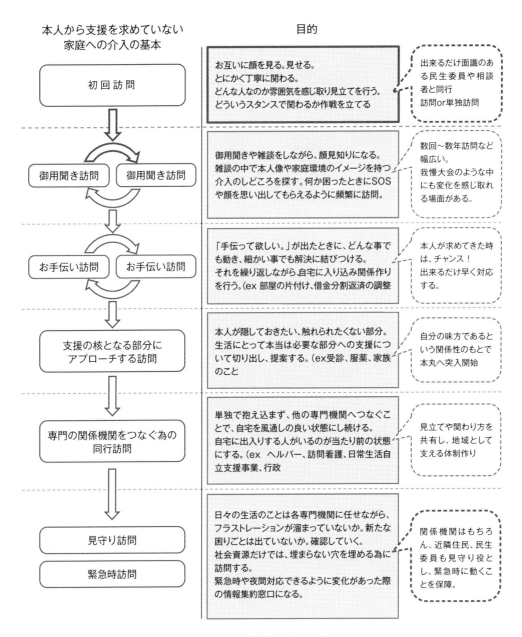

図12-6 基本的な訪問の流れ

6 多機能型の中で訪問支援（介入）をすることのメリット

　相談支援事業所として訪問支援（介入支援）をする上で原則的には，ケースの特徴や住んでいる場所，交通の便等も考慮し，地域生活をする上での組み立てを考えていきます。その中では法人外の医療機関，福祉サービスにつなげていくことが一般的です。支援をスムーズに進めるためにケースへの関わりを通して頻繁に顔を合わせ，共有する中で支援を進めていきます。

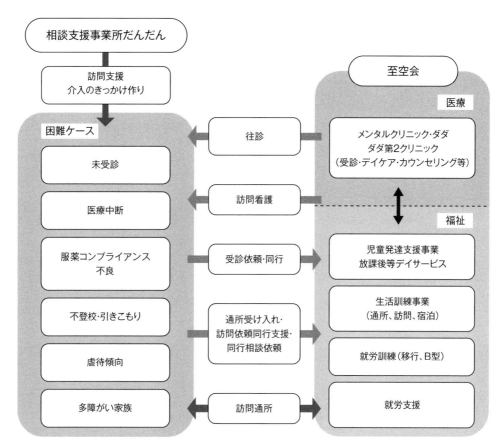

図 12-7　多機能型であることのメリット

　一方で，図 12-7 にあるような関わり自体が困難ケースであったり，家庭崩壊寸前のようなケースへの関わりが出てきた際には，法人内医療機関や福祉サービスの利用を検討し，支援に結びつけることが多々あります。

　これは，柔軟に医療サービスや福祉サービスの提供ができたり，受け入れが可能となることはもちろんのこと，法人内職員とケースの見立てや共有がなされ，訪問者自身が自らの身を守ったり，フォローがされることが可能な状況を作ることにもつながります。

表 12-1　訪問支援のメリット

①困難ケースに対して多面的（柔軟に医療，福祉両面から）にアプローチが行える。
②ケースの状況（見立て）の共有がスムーズである。
　（どこをポイントに見立てを行うかが大きくブレない。）
③変化があった際の危機介入がスムーズであり，協同して行える。
③訪問は単独で動くことが多いため，支援者自身が悩み，孤立してしまうことを防ぐことができる。

特に医療面でのバックアップにより，未受診，医療中断ケース等，福祉のみでは抱えられないケースへのフォローが可能であり，医療が保障されることで，さまざまな福祉サービスへのつなぎも行いやすくなっていきます。

法人内のバックアップや連携があるからこそ，地域の中で孤立し埋もれてしまっているケースへの介入支援を積極的に実施することにつながっていきます（表12-1）。

7　相談支援事業所で関わった事例

1）事例

〈症例〉A　男性　50歳代　病名：統合失調症

〈経過〉

　Aさんは，幼少期は内気で自分の気持ちを表現したり，わがままを言うことが少なく，友人も少なく過ごしていました。高校卒業後，部品メーカーに就職するものの，上司と折り合いが悪く離職。その後，職を転々とし，30歳頃，鉄工所に就職。仕事が忙しく過労傾向であり，睡眠不足も続いていました。友人もおらず，自宅と会社の往復のみでした。35歳頃，会社，自宅にて「天下をとってやる」等を大声で叫ぶ等があり，P単科精神科を受診。統合失調症と診断され，医療保護入院（2カ月）となりました。退院後は，陰性症状中心であり，陽性症状が顕著となることはなかったため，地域のI精神科クリニックへ転院。以後，15年間，母親と2人で寄り添うように暮らし，I精神科クリニックへの通院と母親に言われコンビニに買い物に行くことが時折あること以外はひきこもり，社会との接点がほとんどない状態が継続していました。50歳頃，母親が高齢になっていること，ひきこもりのAさんがいることを心配した民生委員より，相談支援事業所だんだんへ支援依頼が寄せられました。

　相談のため，訪問しましたが本人は，言葉を自発的に話すことは少なく，緊張感も強く認められ，本人の不安としては「母親といつまで住めるのか」と話しており，母親が家事のすべて，金銭管理や服薬管理なども行っていることがわかりました。母親は何とか生活維持をしているものの，疎通は悪くなってきており，将来を見据えて少しずつ母親以外の人と関わる時間を増やしていく方向性としました。長期に渡り他者と関わることがなく過ごしてきているため，いきなり外に出て他者と関わるのではなく，訪問系のサービス（訪問看護，ホームヘルプ）を提案。しかし，本人は拒否的な反応があったため，顔見知りであった民生委員の訪問と相談支援事業所だんだんの訪問をしながら，他者に慣れるところから始めることとしました。初回訪問して間もなく，母親が体調不良になり救急搬送，入院となってしまい，急遽，本人が独居生活となったため，宿泊型自立訓練の緊急ショートステイを提案するものの，「知らないところに行くのは不安」と話したため，近隣住民，民生委員へ毎日の声かけ，見守り訪問を依頼。相談支援事業所だんだんも頻繁に訪問することとしました。また，地区社会福祉協議会で行っている家事支援事業（配食サービス，掃除等）を導入したが，母親が入院となって10日後，擦過傷だらけになっているAさんを民生委員が発見。訪問すると「山に行って死のうと思った。首をつろうと思ったが失敗して，帰ってくる途中で側溝に転んだ」「失敗したからもういい」と話し

されました。その足で主治医であるI精神科クリニックを受診同伴するものの処方薬変更で対応可能とのことで入院対応とはなりませんでした。帰宅後，深夜になり，「農薬を飲む」「臀部に安全ピンを刺す」「リストカット」をする行為があり，民生委員より，通報。2次救急へ搬送されました。身体面の治療後，H単科精神科へ転院。除々に症状安定し，退院に向けて進んでいきましたが，Aさんより一人で暮らすことへの不安の訴えがあり，これまで母親と寄り添うように生きてきた中で，住んでいた場所に戻ることは症状の再燃も懸念されたため，宿泊型自立訓練事業所だんだんへ入所する方向性とし，見学，体験利用を行いながら退院へと進めていきました。

　宿泊型自立訓練事業所だんだんに入所後，近隣のR単科精神科へ転院しました。人と関わることは苦手であり，自発的に話すことは少なかったものの，職員の積極的な声かけで笑顔も見られることが多くなり，グループ作りの中で安心感，所属感を持つことを進めていきました。2年後，宿泊型自立訓練を卒業することとなり，宿泊型自立訓練事業所だんだんの近隣にアパートを借りて生活を開始。R単科精神科からの訪問看護とデイケアへの通所。ホームヘルプサービスによる家事支援。地域活動支援センターだんだんへの通所を併用し，Aさんの状態把握と安否確認。職員や慣れた利用者と関わる機会を確保し，単身生活後は比較的安定して生活を行っていました。単身生活に慣れた頃，母親が亡くなるということが起きたが，地域活動支援センターだんだんの職員が葬儀に同伴し，Aさんの思いを共有したり，宿泊型自立訓練事業所だんだんに併設している短期入所を利用し，職員や利用者が一緒に過ごすことで，症状が再燃せず入院することなく過ごすことができています。その後も病気がちであった姉の死も経験するものの，危機的な状況となったときには，短期入所を使いながら，地域の中で単身生活を継続し，安定して過ごしています。

2) 当事者を支えるための居住系支援

　相談支援事業所には，民生委員を含めさまざまな機関から介入依頼が入り訪問支援を行います。そのときの本人のタイミングや気持ちを考えながら社会資源を選択，活用し地域で支えることを提案していきます。支援者として「こうした方が上手くいくのに」「このサービスを入れたいのに」というジレンマの中で，自らが社会資源となり，気持ちや環境の変化を捉えながら，踏み込んでいけるきっかけを作ることが多く出てきます。本人の変化に気付くという力は，相談支援事業所だけでできることではなく，医療機関や近隣住民，知り合い等，さまざまな人の力が必要になります。関係者を巻き込み，つなげながら地域で本人を支える仕組みづくりをしていきます。

　しかし，Aさんの事例のように環境の変化等により，地域の中だけでは，本人の生活を支えることが困難となる状況があるのも事実です。医療機関への入院という方法はもちろんですが，「地域で生活するための基礎作りをする場所」，「地域の中で孤立しないための仲間や知り合い作りができる場所」「安心してSOSを出せる職員を作る場所」，「地域で生活している中で疲れてしまったときに休める場所」「症状が再燃する前にフォローができる場所」として，居

住系のサービスはさまざまな役割を果たしていきます。

　精神障がいを持つ方がよく利用する居住系サービスは，長期に渡って施設入所し，それで完結するというものではありません。地域の中で再度生活を展開していく，あるいは継続してすみ続けるための基盤作りになり得るものとなります。

　入院についても地域で生活できなくなるほどの症状の悪化だけでなく，休息的な入院（症状が増悪しないための入院）を使いながら危機的な状況を乗り越えて行く，あるいは安心感を得ていくための利用もときとして必要になり，そういった入院の形をとることで比較的早期に退院に結びつくことが多いように思われます。

　地域支援をしている中では，医療機関も居住系サービスも通所系サービスも訪問系サービスも今のその人にとって，それぞれを利用することがどういう意味をもつ体験になるかを考え，共有し，協働して支援にあたる必要があります（図12-8参照）。

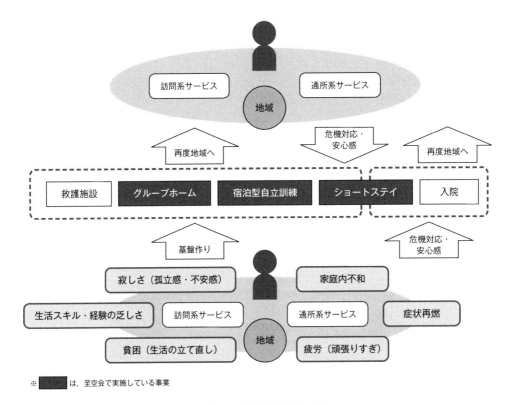

図12-8　居住系支援の概要

（精神保健福祉士　岸直樹）

第13章
親なき後を見据えた関わりについて

表 13-1　親なき後の不安なこと（例）

- 親に代わって，誰が本人の面倒をみてくれるの？
- 兄弟や親戚には迷惑をかけられない
- それまでに自立をして，自分で生活を送れるようになってほしい
- この不安を誰に相談すればいいの？
- そもそも福祉サービスって何をしてくれるの？
- 一生，薬を飲み続けないといけないの？
- 本人のできないことばかりに目が向いてしまう
- 親のせいなの？

精神障がい者の「自立と社会参加の促進のための援助」という福祉的な要素が位置づけられた精神保健福祉法ができたのが，平成7年。その後の平成11年の法改正では精神障がい者の福祉サービスが法定化されるなど，精神障がい者への支援は大きな変化を遂げてきました。平成17年には知的，身体障がい福祉サービスと一体となった障がい者自立支援法が施行され，現在は難病の方への支援も加わった障がい者総合支援法へと変化しています。その中で「だんだん」がどのように取り組みをしてきたのか"親なき後を見据えた関わり"を切り口として述べていきます。

平成10年，三方原台地にある三幸町に精神障がい者社会復帰施設生活訓練施設（通称：援護寮）と地域生活支援センター「だんだん」を開設しました。「だんだん」の周辺は，先人が台地を開拓して農業を始めた地区であるため，畑や田んぼ，ビニールハウスが多くあります。少し車で移動すると，大学や都田テクノ工場地区があり，学生や単身者用のアパートも点在しています。

援護寮は，メンタルクリニック・ダダのデイケアを利用している患者が，病気を持ちながら家族や社会との葛藤，その後の人生をどのように歩むかの不安を抱えている人が当初利用していました。地域生活支援センターは，この地域に住んでいる病気を抱えている人，その家族からの相談を受けながら，ニーズの多様化に応じて展開を行ってきました（表13-1）。

1　援護寮⇒自立訓練宿泊型

精神科病院からの退院もしくは長年親元で暮らしていた人が他人と生活を共にしながら自分なりの人生を歩むことには多くの共通点があります。「だんだん」の利用者は10代〜60代

表13-2 入所の主な背景

```
【家庭から入所する場合の主な背景】
・家庭内の不和（虐待含む）　10代～20代に多い
・親の高齢化や病気または死亡　30～50代に多い
・親に経済的，精神的に頼っている（その逆もある）
・両親との葛藤，自分の課題（人間関係，生活スキル）が明確化する

【病院から入所する場合の主な背景】
・世代交代や家族と疎遠または関係悪く，家に帰れないかといって，
　すぐに一人暮らしは不安
・5年～30年の長期入院者
```

と年齢層が幅広く，40代までは主に家族から離れて自立訓練宿泊型を利用する人が多いです。親からの虐待，病気の無理解，一緒に生活していることで病状が悪化する等，入所する理由は利用者ごとそれぞれです。40代以降は，精神科病院において長期入院を余儀なくされた方の退院後の受け皿として利用されています（表13-2）。

　生きていく中で必要に応じ，ときには勝手に身についた，「親の期待に応えること」「世間体を気にすること」「失敗を恐れること」等をとっぱらい素直に自分の感じたことを大事にし，表現することが「自分らしく生きること」であり，精神的自立であると感じています。利用者は身の回りのことは多少できなくても生活は可能で，必要によって居宅介護や日常生活自立支援事業等の福祉サービスを利用すれば，立派に地域生活を送ることができます。"親なき後を見据えた関わり"において，この点はとても大切なことだと思っています。

　だんだんが援護寮だった時代も現在の自立訓練宿泊型も原則利用期間は2年です。そのため，

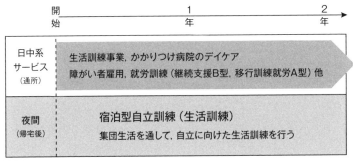

・日中の活動を組み合わせながら，夜間の集団生活を通じて対人，
　生活スキルなどの練習をしていく。
・日中活動への導入時期は，個々のケースにより異なる。

図13-1　宿泊型自立訓練の概要

利用者は期限が過ぎれば次の住まいを見つけ，新しい生活スタイルを送ることになります。当初，精神障がいがあるというだけで不動産屋からは住居の紹介を断わられました。そのため，「だんだん」の先輩職員は名義を変えず自分の住んでいたアパートに利用者を引っ越しさせたり，知り合いの紹介で物件を借りて利用者が住みました。何度も不動産屋や大屋には頭を下げ，やっと理解を得て「だんだん」の支援を条件に入居させてもらった利用者も多くいました。一人暮らしを目標に援護寮では，食事作りやゴミの捨て方，訪問販売の断り方等の生活講座も行っていました。しかし，実際に一人暮らしを開始すると，それまでの集団生活に慣れた利用者は，寂しさやすぐに頼れる人がいない不安感から調子を崩す人もいました。そのため，援護寮や自立訓練宿泊型を利用中に，利用者間の関係作りや困ったときに職員へSOSを出せる関係作りを大切にしています。だんだん利用中にはさまざまなグループ活動を通して利用者間の関係作りを試みています。例えば「なでしこグループ」は女性だけのグループで，女性特有の課題を話し合ったり，スイーツを食べに出かけたりします。「一人暮らしへ向けてのグループ」では，一緒にアパートやグループホーム等へ見学に行ったり，一人暮らしで想定される生活上の困りごとについて話し合いを行っています。利用者もお互いの人間性や特徴を知ることで，安心感を得ることができ，声をかけあうことができます。一方で，前述した通りさまざまな背景を持ちながら「だんだん」を利用するため，他人同士が一つ屋根の下で生活することは日々大変でトラブルも絶えません。必要に応じて職員も間に入り，話し合いを繰り返し，ときには利用者から怒りの感情を職員がぶつけられることもあります。紆余曲折を経ながら，利用者同様に職員の人間性や特徴も表面化されることで，結果的に利用者との関係が深くなります。日中，利用者は，障がい者雇用で会社へ出勤する方もいれば，かかりつけ病院のデイケア，就労移行支援事業，就労継続支援B型等を利用している方もおり，それぞれの目標に応じて過ごし方は異なります。職員は利用者に対して，どんな気持ちで日々過ごしているか，病状が悪化するときの前兆やパターン等を聞き取り，共通理解するために箇条書きや図にしたりして相手を知ろうと心がけています。関係機関とも連絡調整をしながらケースワークを行っています（図13-1）。

2 地域活動支援センター　余暇支援，交流の場

地域活動支援センター（地域生活支援センター）は，援護寮および自立訓練宿泊型を卒寮し

表13-3　地域生活（定着）支援の視点（1）

- 地域での孤立と再発，事故を防ぐ
- 入院を最小限に防ぐ
- 24時間対応が可能な場や人の確保
- 意図的にコミュニティを作る
- 地域で看取る覚悟

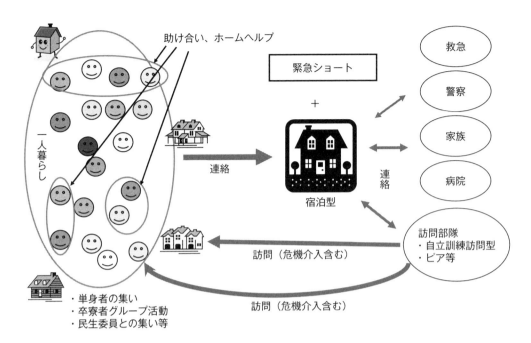

図 13-2　地域生活（定着）支援の視点（2）

た人への生活支援や地域に住んでいる方に対し，日ごろの生活の困りごとを聴いたり，緊急時にはアパートや家庭に訪問し対応をしています。表 13-3 にあるように，地域生活（定着）を支えるためには，この5点が重要と考えています。限られた人数の職員で対応していくのには限界もあり，いつまでも1対1の対応では難しくなります。そのため，人と人を繋げていくこと，人と場所を繋げていくこと，利用者に関わる人が増えていけばそれだけ生活に幅（遊び）ができます。現在では，お互いに声をかけ合い外食へ出かけたり，日々の生活を確認し合っています。また，最近驚いたのは，30年精神科病院に入院していた男性が，大家と仲良くなり一緒にお酒を飲んだりしていました。その大家は，本人が入院したときには面会にも訪れ，心から心配をしてくれました。「だんだん」の職員が意図的にコミュニティを作っても，それ以上に利用者の力やキャラクターが活きることを知るだけで面白く感じます。

　実際の地域支援を形にしたものが図 13-2 となります。現在，援護寮や自立訓練宿泊型を経由して一人暮らしをしている人は約 100 名います。だんだん開所当時と比べると協力してくれる不動産屋が増え，大手・個人を含めて8カ所ほどあります。物件は築年数が経ち，空き部屋が出てくると家賃も下がり部屋の内装もリフォームされています。大屋にとっては障がい年金や生活保護受給者は継続的な家賃収入となり，さらに福祉（「だんだん」）のバックアップがあるということで入居に関して拒否感は薄くなっていると感じます。関係の深い不動産屋からは「空き部屋があるけど，だんだんさんで該当者はいますか」と問い合わせが入ることもあります。とはいえ，アパートに出てからの生活のほうが利用者にとっては長く重要です。何かあれば，本人だけでなく隣人（だんだん時代から一緒の人）や，ときには大家や近隣住民，民生委

員，ヘルパーから「だんだん」へ連絡が入ります。日常的には職員やピアスタッフの訪問により，生活状況を聞き，その都度対応をしています。生命に関わる危機的状況時には，家族やかかりつけの病院，ときに救急や警察とも連絡を取り合いながら対応を行います。現在の障がい者総合支援法上の制度では地域定着支援事業を利用している人もいますが，制度外で動かざるを得ない状況も多いです。病院への受診同伴では，ほぼ半日の時間を要し，入院したときには着替えや日用品の用意，書類の準備，関係機関との連絡調整等を行います。親が亡くなったときは，親類から「葬儀へ参列することで調子を崩すのではないか」という不安な声を聞きます。ご本人は「親の葬儀には出たい」と希望するため，職員が通夜，告別式，三日目，四十九日まで一緒に参列することもあります。このように生活全般に関わるため，職員は，一人一人の利用者の病歴，既往歴，家族や近隣との関係，日中サービスの利用状況等を頭に入れ，当法人に限らず，他の医療機関ごとの特徴，さらに主治医，精神保健福祉士，日中サービスではサービス管理責任者等の主に窓口となる人の特徴を把握して，日頃より関係を築いておかないと，いざというときに頼れません。日頃の地域活動支援センターは居場所機能としても大きな役割があります。一人暮らしの方は日常の中で話す人がいない，親や家族と同居している人は家族と関係が悪く，家での居場所がない人も多いです。「だんだん」を利用すれば，見慣れた利用者や職員がいて世間話や家庭や職場で嫌なことがあったときに愚痴を言うこともできます。自ら人へ話しかけることが苦手な人でも誰からか声をかけてもらえます。自分の存在を認めてくれる，所属感を持てる場が居場所機能として大切なことだと思います。

3　短期入所（ショートステイ）

　だんだんが援護寮時だった時代から短期入所を併設（現在は単独型と空床型）しています。以前は家族の休息等，家族都合が利用する上での条件になっていましたが，障がい者自立支援法より一人暮らしの人でも利用ができるようになりニーズは広がりました。短期入所は困ったときの駆け込み寺であり，自立へ向けて一歩を踏み出すための役割を果たしています。利用者

表13-4　短期入所を利用する主な理由

【家族と同居の人】
・家族とケンカして家にいると落ち着かず，冷却期間を設けたい
・家族が冠婚葬祭で外出し，一人で家に置いていけない
・少しずつ自立に向けて身の回りのことや，自分の生活を考えたい

【一人暮らしの人】
・不安が強くなり，一人でいると落ち着かない
・死にたい気持ちが出てきて，人のいる所で過ごしたい
・通所先が長期休みのため，一人でいることが不安
・骨折や身体的病気になり，身の回りのことが一時的にできない

との関係ができていれば，ときには医療の力（服薬調整，主治医の指示）も借りながら，短期入所を一定期間利用することで，入院をしなくても何とか一人暮らしを継続できる人はたくさんいます。浜松市の場合，支給決定日数は原則7日間のため，それ以上利用日数が必要な人については，利用者や家族の状態に応じて市の担当課と交渉をしています。緊急の場合は，すぐに書面にまとめ，市の窓口へその文書を届けたりと忙しく動かなくてはなりません。

　制度は制度として利用していかなければなりませんが限界もあります。お金にならないボランタリーな動きがなければ，地域生活を支えることができませんし，利用者との信頼関係も築けません。"情けは人のためならず"と回りまわって，「だんだん」も利用者も安心して日常を送ることができれば，それに越したことはないと思います。"親なき後を見据えた関わり"について述べてきましたが，誰でも普通に生活を送っていれば親が先に亡くなることは明白ですし，子どもはいつまでも親を頼りにできません。親を頼りにしたくても虐待を受けてきた子はそれができません。長期入院を余儀なくされてきた人は，親がすでに亡くなり兄弟，親戚も疎遠になっている人も多いです。皆が望む家族とはイコールにはなりませんが，他人同士がお互い助け合い，日々の生活の中で少しでも楽しいことがあればいいと思っています。

4　短期入所の緊急利用をした事例

〈症例〉母親は40代後半でうつ病。娘は20代前半で統合失調症。2人暮らしで生活保護世帯。
〈経過〉
　娘は小学校からのいじめ体験から不登校となり，メンタルクリニック・ダダへ受診中です。娘は母親を振り回すことで甘えを表現することが多く，母子分離を激しく拒否していました。家では思い通りにならないと大声で泣きながら窓ガラスを割る等暴れていました。母親は子育てに疲労感を抱え不眠不休の生活を送っており，だんだんの職員より休息目的で短期入所の利用を勧めていました。当日も娘との関係で困り，母親からだんだんへSOSの電話がかかってきており，連携する地域の訪問看護ステーションの看護師が同伴して来所しました。母親の短期入所利用中は，その看護師が自宅での娘の様子を確認するよう主治医から指示が出されました。母親の携帯へは泣き叫びながら何度も娘から連絡が入り，「大量服薬をした」とも電話がありました。看護師が自宅へ訪問し娘の様子を確認しましたが，すぐに医療にかかるほどの量ではありませんでした。

　その後，母親は短期入所を毎月2泊3日の定期的な利用を繰り返し，母子の距離をとり休息目的の利用をしています。現在，母親は通院先の主治医の退職に伴い，娘と同じメンタルクリニック・ダダへ通院をしています。娘と同じ主治医へ子育てのことも相談ができることを心強く思っているようです。時々母子間で喧嘩をすることはありますが，以前のように娘が衝動的な行動をとることはなくなりました。

ワンポイント：地域移行支援

　地域に出て福祉サービス等のサポートがあれば生活ができるにもかかわらず，精神科病院，救護施設，施設等に入院や入所されている方が対象になります。長年，病院等で生活していた方々は環境の変化を不安に思い，希望や自尊心を失っていることが多いです。そのため，地域の福祉事業所の職員がお迎えにいく感覚で。一緒にその後の生活を考え，具体的に動いていくしというものです。精神科病院には1年以上の長期入院患者が約6割います。その半分は65歳以上という調査もあります。何十年も病院で生活を送り，歳を重ねてしまった方が多くいるのが現状です。

（川嶋章記）

ワンポイント：生活保護

　生活保護制度とは，資産や能力等のすべてを活用してもなお生活に困窮する方に，困窮の程度に応じて必要な保護を行い，健康で文化的な最低限度の生活を保障すると共に，自立を助長するものです。支給される保護費は，地域や世帯の状況によって異なり，また現金支給（生活費など）と現物支給（医療など）があります。

　保護を受ける際には，世帯員全員の資産や能力等の活用が前提となります。預貯金や土地家屋があれば処分する，就労が可能なら能力に応じて働く，年金や手当て等の給付を受ける，親族等からの援助が受けられる場合は受ける等，すべてを活用してもなお国が定める最低生活費に届かない場合に保護を受けることになります。

　保護の申請手続きは，居住地域を所管する福祉事務所の生活保護担当窓口で行います。次に，生活状況等を把握するための実地調査（家庭訪問等），資産調査，親族等の援助の可否，年金や就労等での収入状況，就労の可能性等の調査を受けます。そして，保護の内容が決定して毎月支給されるようになります。保護受給中は，収入状況を福祉事務所に毎月申告し，ケースワーカーによる訪問調査や就労可能である方は就労に向けた助言や指導を受けます。

　保護を受けることで，就労意欲の低下が危惧される場合もありますが，最低限の生活を保障されることで不安や焦りを軽減し生活を立て直すこともできます。最終セイフティネットとしての有効活用が望まれます。

（平野明臣）

> **ワンポイント：障がい年金**
>
> 　障がい年金とは，病気や怪我によって身体や精神に一定の障がいが認められ（年金法に定める障がい等級表に当てはまる状態）が認められ，日常生活や社会生活に支障がある方に支給されるものです。障がい基礎年金と障がい厚生年金，共済年金の3種類がありますが，当該障がいにおける初診日の年金被保険者種別に応じて手続き等が変わりますので，病気や怪我を負った際の状況をよく確認する必要があります。
>
> 　申請手続きを行って障がい年金を受給することになると，定期的な収入が見込めるため経済的な安心感につながります。障がいによって収入が減少したことへの不安や，自立に向けた焦り，親亡き後の経済的不安など日々漠然と感じる不安や焦りに対して，障がい年金を元にして生活イメージを作ることで具体的な生活プランを立てることができるようになり，不安や焦りの軽減につながります。
>
> 　ただし，障がい年金を申請する際には，まずは自分が障がい者であるという事実を受容することが必要です。また，制度上のルールとして必要となる初診日の特定や，年金保険料の支払い要件などもあり，本人の気持ちと制度利用の両面からの支援が必要な場合があります。
>
> 　障がい年金を受けることで，就労意欲の低下が危惧される場合もあります。しかし，障がい受容の過程や生活状況（経済状況）も含めて考え，この制度が経済的に困難を抱える方にとって社会参加をしていく際の一助になることが望まれます。
>
> 　　　　　　　　　　　　　　　　　　　　　　　　　　　　　　　　　　　　　（平野明臣）

（精神保健福祉士　川嶋章記）

第14章
地域生活者としてのメンバーとスタッフについて

1 グループホームを活用しているメンバーについて
1) グループホーム（外部サービス利用型）概要

　当法人のグループホームは4カ所あり（ぐるぐる・ぷりんはうす・ぶれす・あくあ），グループホームのサテライトが2カ所あります。年齢は，10代から50代までの幅広い年代のメンバーで構成されています。当法人は，児童，思春期の子どもたちが成長して社会で暮らしていけるような地域を援助していくことを目的として始まったクリニックであり，その延長にグループホームが増えていった背景があります。ひとりの人間がよりよく生きていけるようになるまでのお手伝いという理念で行っています。デイケア，カウンセリングを経験している間に仲間ができ，自分の生き方を模索する時期が来ます。不器用ながら親から離れてさまざまな経験をして，自分を試したいという時期が来ます。このとき，単独での生活に不安があったり，寂しいという方には，グループホームで暮らすという選択肢があります。その経験の後に，実際に1人暮らしを選択する方もいます。グループホームという場を通して，人とつながることや居場所を確保していくことを大切にしています。人との関わりや生活の中での失敗などを繰り返す一方，人に救われる経験をすることで，人との関係を築いていきます。一人ひとりが目指す「自立」に向かって支援していく必要があります。では，具体的に当法人のグループホームや一人暮らしの支援の実際について述べていきます。

　図14-1は，グループホームに焦点を当てた地域生活支援体制の流れの図になっています。グループホームやサテライト，単身アパートで暮らしているメンバーに対しては，診療所やデ

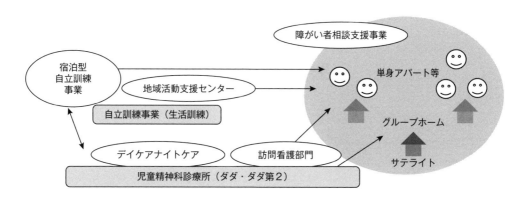

図14-1　グループホームに焦点を当てた地域生活支援体制の流れ

イナイトケア，訪問看護だけでなく，地域活動支援センターの支援や障がい者相談支援事業など多くの人で支えています。また，当法人のみではなく，周囲と連携し，さまざまな援助を組み合わせることにより，メンバーがより暮らしやすくなるようにサポートしています。グループホームの標準的な支援内容は，表14-1に示した通りになっています。

表14-1　グループホームの標準的な支援内容

> 必須条件
> 1. 日常的に必要な相談・援助
> 2. 食事の提供，健康管理，金銭管理の援助，計画作成，緊急時の対応
> 3. 介護サービスの手配（マネジメント）

当法人の支援内容は，上記の2項目を主に行っており，項目3に関しては，対象者がおらず，現在は行っていない状況です。具体的に食事の提供では，メンバーとスタッフが一緒に料理をし，グループホームのメンバーと食事を共にしています。健康管理では，体調だけでなく薬の管理も，メンバーと一緒に行っています。金銭管理は，社会福祉協議会を通して管理をしている場合と，スタッフと一緒に金銭管理しながら，お金のやりくりをするという経験を積んでいる場合があります。グループホームの共用スペースに関しては，掃除当番制を用いて掃除をし，個室に関しては，同性スタッフが入り，個々の細やかな生活の習慣を確認し環境を整えています。また，定期的にグループホームのメンバーとスタッフでミーティングを行い，日常生活の中での困りごとなどに対応しています。緊急時に関しては，緊急時の連絡先をメンバーに教え，スタッフがいつでも対応できるように準備しており，メンバーが安心して生活を送れるように支援体制を整えています。一つひとつの体験の積み重ねが，自立への一歩と考えているため，スタッフが主体になり行うわけではなく，メンバーの持てる力を最大限に生かしながら，経験の積み重ねをスタッフも意識して行っています。

2）地域で生活しているメンバー
ケース紹介
〈症例〉A　女性　30歳代　グループホーム入所中　病名：統合失調症
〈治療歴〉
　生後すぐに両親が離婚し，父から虐待を受けて育ちました。幼少期は周囲との関係が持てず自閉的でした。X年にAさんは継母に連れられ，メンタルクリニック・ダダを受診。X+2年にダダ第2クリニックへ転院。X+3年に援護寮だんだんを経てグループホームに入所しましたが，周りのメンバーとは馴染めず，喧嘩になることが多々ありました，時には，扇風機やイスを投げ合いそうな場面もみられました。また，言葉の端々でケンカ口調になり，グループホーム始まって以来の緊急事態となりルールを作ることになりました。しかし，ルールを作っても

破り,メンバーとのやり取りで腹が立ち,ガラスを割ってしまうが謝らずに横柄な態度を取ってしまうこともあったため,スタッフが入り話し合いをしました。

　緊急事態にすぐにスタッフが対応して本人との関わりを持ったり,本人や他メンバーと共に話し合うことで関係性を深めるなどスタッフが関わっていく中で,少しずつではありますが本人が変化をしていきました。メンバーを想い合う気持ちが芽生え,グループホームに新しく入所してくるメンバーをフォローしたいと思うようになってきました。本人の中に,グループホームのメンバーに対する仲間意識が芽生えつつあったのです。

　就労面では,一般就労や障がい者雇用を試しましたが周りと馴染めずにやめてしまいました。現在は就労移行支援を経て,X+13年～就労継続支援A型事業所に通っています。

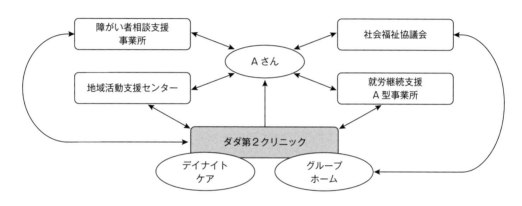

図 14-2　社会関係図

〈現在の状況〉

　Aさんの社会関係図を図14-2に示しています。Aさんはグループホームに入所しており,ダダ第2クリニックのデイナイトケアに通いながら生活しています。日中は,就労継続支援A型事業所で,週5日就労をしています。また,金銭管理が難しいため,社会福祉協議会が行っている日常生活自立支援事業を利用しています。現在は,福祉と医療の各サービスを利用し,生活のリズムが整ってきている状況です。働くことへの喜びも体験しており,貯金が増えることを嬉しそうに話し,希望をもてる環境にあります。グループホームを利用することにより,今後も本人の孤立を防止し,生活への不安な気持ちを軽減していくことを目標としています。

　スタッフは,Aさんが病状の安定を図りながら就労継続支援A型事業所に通い,他者との関わりを穏やかに過ごせるようになることや働くことにより,本人が日々の生活に楽しみをもち,これまで歩んだ困難な状況から安心した日々の生活を送ることができるように,多機関と密に連携を取り合い,Aさんを見守っています。

3）メンバーの声
〜地域に出てみて感じたこと〜
『最初は，グループホームに入ることは不安だった。共同生活ができるだろうかという不安があった』『最初は人の中に入ることも怖かった。グループホームに入って，人との関係のやり直しをするようになって，人との関わりを考えるようになった。親と離れてみて，守られていると実感し安心した』
〜メンバーの目標〜
『自分の働いたお金で生活をしたい。一人で自立した生活を送れるようになりたい』『グループホームのメンバーと仲良くやっていきたい』『規則正しく，リラックスした日々を送りたい。仕事があっても，自分のペースを崩すことなく生活を送れるようになりたい』

4）デイケアでの関わり
　当法人の自立へ向けての取り組みの特徴は，環境と個人の特質と相互作用の中で起きる化学変化を常に時間軸を意識し発達，成長という視点からみているところにあります。さまざまなハンディを残しながら自立する必要が生じる場合，あるいは，成長のために自立した生活をする必要がある場合にその受け皿は地域に必要不可欠です。また，地域で生活していくメンバーの自立に向けた生活をサポートする体制が必要です。メンバーの困りごとは，日常生活のことから，自身の抱えていること，メンバー間のこと，仕事や家族のことなど多岐に渡っています。スタッフは，一人ひとりに合わせ，役割を変化させながら，よろずや的な関わりを行っています。
　人と人がつながることを目指すということは，同じ地域に生活しているスタッフも，垣根を越え，メンバーもスタッフも互いの個性や存在を認め合い支え合う存在となることが共に地域で生活し支え合うということにつながると考えます。

2　単身生活を送っているメンバーについて
1）ケース紹介
〈症例〉B　女性　30歳代　単身生活　病名：統合失調症

〈生活歴〉
　高卒後，専門学校へ入学し一人暮らしするも中退。約半年間の精神科入院を経て，X年メンタルクリニック・ダダを受診。同時期に地域活動支援センターだんだんへ通所開始。X+10年，だんだんの生活訓練訪問型を利用後，旧援護寮（自立訓練宿泊型）入所を経て，単身生活をしながら就労継続支援B型事業所ワークだんだんを利用しています。

〈支援の目標〉
　Bさんは，幼少期から母親に甘えたい気持ちが強くありましたが，母親は優秀な兄弟につきっきりであったため，父親を慕って生活してきました。母親や周囲の人から認められたい思いが

強く，家庭でも学校でも，友人付き合いでも人のお世話を焼くことに必死になり，自分のことは後回しにして時間や労力を費やしてきました。時折，大量服薬や衝動的な自殺希図もありました。体験的に関係を築きながら，家族以外の安心できる仲間作りをし，1人で不安を抱えないような自立生活を目指しました。

〈だんだんでの関わりの経過〉

　クリニックでの診療とカウンセリングを続けながら，だんだんの地域活動支援センターと生活訓練訪問型を併用し，スタッフが自宅訪問を行いました。化粧やネイルなど，生活の中でBさん自身が楽しめることを一緒に行いながら，スタッフと1対1の時間の中で，幼少から家庭の中で感じてきた両親や兄弟への葛藤，今ある友人関係，恋愛の悩みなどを共有していく時間をもっていきました。祖父母の介護問題や家族構成員の変化もあり，親亡き後への現実の不安や新しい環境への不安をいつも感じていました。親元を離れ宿泊型自立訓練入所の際は，ご両親から不安を抱かれ，カウンセリング担当の心理士が自宅訪問し，ご両親に同意していただきBさんも安心して入所に踏み切ることができました。

　入所後，当初は周囲に遠慮し，一人で我慢や節約ばかりする生活でした。集団生活のストレスや家族への気持ちの行き場がなくなるとカウンセリングで不安を整理し，スタッフも心理士と連絡を取り合い，ときにはカウンセリングへだんだんのスタッフが同席しながら，今起きているBさんの状況や関わりの方向性の共有をしていきました。

　自ら一番分かってほしい交際相手との関係すら壊そうとし，スタッフから一喝したこともありました。完璧を目指そうと我慢し夜間訴えに来れば，等身大のBさんらしさを失わないよう後押しし，イベントで踊ったり仮装したり司会役もこなすようになりました。

　金銭管理や頓服服用のタイミング，日々の掃除当番など身の回りの生活スキルの練習の傍ら，お得意の世話焼きが始まると，後輩寮生へアドバイスや経験を話しお姉さん的に頼られ褒めてもらえたり，女の子グループ内で性や恋愛について語り合い，横のつながりも徐々に広がっていきました。一方で新メンバーが来ると自分の居方を考え相手にサービスしすぎ，思うような反応が返ってこないと腹を立て不調になることもありました。さまざまな対人関係を振り返りながら，Bさん自身が本音で付き合えるメンバーやスタッフを見つけ，だんだんでの居場所を作っていきました。日中活動の生活訓練では「私，一言多く言っちゃうんだよね」と対人面での失敗体験，具体的な自身の特徴や課題を語るようになりました。販売体験で，自分たちの作ったものを売り，目の前のお客さんから反応が直に返ってくる喜びを，仲間と一緒に共有でき，バイトや就労経験のまったくなかったBさんの自信に繋がっていきました。就労継続支援B型へ移行してからも，他の寮生からハイタッチしてもらい「（就労）頑張れ」と後押ししてもらえたことを後々よく話してくれます。

　入所当初，「将来は家に帰ってきても良いよ」と心配されていたご両親も，卒所間近にはBさんの他メンバーとの交流の広がりや変化に「安心している」と一人暮らしを認めてもらえるようになりました。

〈Bさんの声〉

～だんだんに来て感じたこと～

実家に居たときは，昔のことを思い出して気にしていたけど，家から離れてから気にならなくなってきた。人の仕事を取らないように協調して作業できるようになった。だんだんは，もう一つの居場所，第2の家族。楽しい経験や交流ができ仲間ができた。だんだんは失敗しても良い，長所を見つけられる，自信をつけさせてくれる場所。スタッフの人に指摘・叱ってもらい自分を変えようと思えた。

〈現在の状況〉

アパートの窓サッシが故障したら大家さん宅へ相談に駆け込み，記念日にはデートへ行き，安心できる拠り所を大事にしながら，毎日ワークだんだんへ通い地域生活を続けています。また定期的に，カウンセリング担当の心理士とだんだんスタッフを交え家族面談を行い，Bさんの生活の変化やご家族の状況の変化を一緒に確認し将来の不安の軽減を図っています。仲間や頼れる相談相手を見つけていったBさん自身の，変わりたい，人とつながりたいという思いに応えながら支援をしています。

3 スタッフの成長

当法人の研修システムを概説し，スタッフが経験年数に応じて期待されることを述べます。

まず，スタッフが参加する研修としては，①新人研修，②部署内研修，③法人内研修，④地域の研修，⑤全国規模の研修が挙げられます（表14-2）。

入職1年目の職員は，スタッフやメンバーなど多くの人との関わりを通して，人と共に悩むことや，自分一人では解決できない葛藤を抱えることを体験します。日々の業務や実務については，ミーティングやスーパービジョン，研修などを通して，経験を重ねることによって培わ

表14-2 研修概要

研修レベル	内容
①新人研修	入職1年目の職員が対象。1年をかけて法人内の主要な施設の機能，役割について学習や実習をおこなう。
②部署内研修	週1回。ケースカンファレンスを通して，利用者について深く理解し，支援の方向性を探る。治療や支援に必要な技術・知識を習得する。
③法人内研修	月1回。医療，福祉両部門の職員が集まり，互いの活動についてのプレゼンテーションを実施したり，国や市の最新の政策や制度について勉強したりします。
④地域研修	地域で行われている研修に参加し，社会資源とネットワークを構築していく。また，研究会や会議の事務局，企画を担うことも増えてきている。地域の実情を把握し，他機関の職員とも連携しながら，地域における問題の予防や解決にむけた活動を行う。
⑤全国研修	専門領域の学会や研究会への参加，発表。省庁関係の会議等。地域と連動した当法人の活動などの報告や，先進的な取り組みを行っている施設・機関の視察を行う。

れていきます。取り扱いの難しい課題は，支援することによって湧き上がる支援者のさまざまな感情や体験です。支援者そのものの生育歴に関わるあり方について，自ら問う場面がくり返し訪れます。支援する立場の覚悟や姿勢などを上司や先輩の姿や対話から学んでいく人もいます。

2〜4年目となり，人との関わりを徹底していると，職種や性格を問わず，各部署内でも頼りにされるようになります。このころになると自分の意見をきちんと表現できるようになることが求められます。また，利用者の支援のために，他部署や他機関との連携を取る機会が増えてきます。地域研修などへの参加により，利用者を取り巻く地域の実情を知り，地域で支援を実践している人と交流を図ることで，支援の幅がひろがっていきます。後輩ができることによって，自己の成長を実感することもありますが，逆に行き詰まっている人は焦りを感じる時期でもあります。

5〜7年目になると，利用者の個別性に合わせた支援ができることや地域の社会資源と自分独自のネットワークを活用した支援を自ら提案できるようになることが求められます。自らの専門性やこれまでの経験を活かして，地域に必要な研修や講演会の企画立案，実施する力がついてきます。また，部署の運営についても，円滑に進められるよう調整することが増えていきます。

8年目以降になると，地域全体の福祉・医療のあり方についても提言していく立場となっていきます。

これらはあくまで，目安でしかありません。多機能型精神科診療所のスタッフとして，成長していくということは，スタッフそのものが地域との連携に足を踏み入れ，利用者の生活に対して直接的にも間接的にも支援することができるという，多様なアプローチを身に付けていくことです。スタッフが専門職として成長することと併せて，スタッフの持つネットワークの拡がりが多機能型診療所としての支援の幅を広げていくと考えられます。そのように考えるとスタッフが地域の中で連携を図って活動できる仲間とつながっていく機会を保障しておくことが必要です。

ここでは，二人の職員を取り上げてどのように変化していったかを取り上げます。

職員Aは，援護寮（現在，宿泊型自立訓練）での勤務が長い女性です。

福祉系4年制大学を卒業し，入職しました。相手の出方を伺う慎重派で，いざというときには，隙をついて相手に突っ込んでいくところがありましたが，基本的には言葉は少なく，静かに意思を曲げない職人肌タイプです。Aは，入職後すぐ，メンバーとの関わりについてどこまでやっていいかわからず，とにかくメンバーと一緒に動いていました。ときに，依存関係を生んだり，逆に距離をとりすぎたために，メンバーの変化を見落としてしまい，多量服薬につながるような失敗経験もありました。メンバーとの関わり方に答えがないことに混乱し，試行錯誤していました。自信はなかなか育たず，試行錯誤が続きました。他の職員からの指摘で，「これはこ

うするべき」と，管理的な関わりに執着していた自分に気づきはじめました。

それは，受け止める役割と，パワーコントロールする役割，両方を一人でやろうとしていた時期でもありました。こうした経験を通して，徐々に，客観的に自分自身の特徴やメンバーとの関係性をみつめられるようになりました。

また，先輩スタッフの休職や退職が重なり，逃れられない責任感を感じながらも，次第に業務に対して腰が入っていきました。スタッフの入れ替えに伴い，担当メンバーの引継ぎが多くなり，メンバーとの一からの関係作りを行いました。関係がつき始めるにつれ，自分が関わったことで，ケースの流れがいい方向へ変化することを経験しました。その頃のことを振り返ると，自分の限界を感じはじめ，他のスタッフからのアドバイスを積極的に求め，個々のメンバーの生活観，良いところ，駄目なところをありのまま認められるようになった時期でした。メンバーの力をサポートする関わりができ，いい流れを作ることにつながりました。

また，他機関との連絡調整やケース検討会へ出かける機会が増え，メンバーと一緒に他施設へ足を運ぶことも増えていきました。徐々に入寮から卒寮，その先の地域生活までの流れが，メンバーを通して見えてきました。

次第に，外への視野が広がり，ケースの流れや地域ネットワークが見えてきたことで，先の見通しが立てられるようになり，また，視点の広がりと共に関わり方に幅が出てきたことで，気持ちの揺れも少なくなるという変化がみられました。

職員Bは，研究職を経て専門学校へ進学しました。資格を取得後，老人病院へ半年勤務し，地域活動支援センターだんだんへ入職しました。実生活では，2児の母であり，実体験が支援のベースになっています。会社では，結果を求められる場で業務を行っていました。老人病院では，OTや看護師と共に業務を行っていましたが，周りは自分より年の若い先輩スタッフばかりで周囲からは，「扱いにくい人材」と言われ，居場所がないと感じていました。

だんだんへ入職後2年目に，「ふらっと」の開設準備スタッフとなっています。

入職直後は，得意な事務仕事が中心でした。手順を踏むと結果が出て，周囲からの評価も高く，メンバーと関わるよりも楽しいと感じていました。対人的なことから無意識に逃げ，周囲の評価を気にしていました。

2年目に「ふらっと」へ異動し，作業訓練自体を回すことへ没頭し，ここでも対人的なことから逃げていました。また，上司に言われるがまま動いていました。ふらっとに関わることについては，『とばされた』と感じ，自分の居場所が定まらずにいました。

次第に，自分たちの力で他機関との連絡調整をし始めました。対人的な関わりには，答えが出ないことに戸惑いながら，逃れられなさに，徐々に腹をくくり始めていきました。

「ふらっと」1周年を迎え，メンバーと一緒にお疲れ様会をしたとき，自分のことのようにうれしく感じ，ここが自分の居場所だと感じられるようになりました。

また，業務で関わりを見つめることが，自身の子どもとの関係を見直すきっかけにもなり，また，客観的に他者と自分の関係を見られるようになっていきました。

母子関係の問題を抱えるメンバーに対して，感情移入し振り回され，自分が相手を混乱させているのではと不安もありましたが，次第に「ふらっと」のやり方でメンバーと一緒に動き始めるようになり，就労支援で関わっていたメンバーが就職したり，就労先を求めて飛び込みで探したりしました。

経験を重ねるにつれ，この職員は「いつか，関わったことへの答えが出るときがある」と自信をもてるようになり，心からメンバーへ共感したり，結果が見えたときの喜びを感じられるようになりました。こうして徐々に，子育てを通しての実体験をベースとした支援が確立され，「自分の関わりは，これでいい。いろんなスタッフがいていいんだ」と思えるようになっています。

• コラム：生きてきたことが活きてくる •

至空会には，医療福祉とはまったく違う分野からの転職組もたくさんいます。化粧品の研究開発，自動車部品関連など，興味深い経歴を持つ人がいます。前職の"民間企業感覚"を活かし，企業との間に入り，障がい者就労の調整を行うなど，支援の場面で何かと役に立つことが多いようです。かく言う当コラム担当者の私も，サラリーマンを経て作業療法士になりました。

多様な経験，と言ってしまえばそれまでですが，メンバーが求め本当に活かされることは，その人そのもの，つまり生きてきたこと（＝人生）だと思うのです。履歴書や面接のテクニックは本に書いてあります。でも，働いて苦労したり，どう乗り越えたか（あるいは失敗したり逃げたり）は，スタッフの波乱万丈な人生が物語る以外にありません。

私にも華々しい（？）経歴がある一方で，失業保険で食いつなぎながら職業訓練校に通ったり，ひきこもりも経験しています。以前はそんな「黒歴史」を恥ずかしく思い，誰にも話さずなかったことにしていました。ですが，メンバーはそれが知りたいのです。辛い時期をどう過ごし，何を考えて，どう行動し，今に至るのか。スタッフは「あの人のようになりたい」という身近なロールモデルです。理想的な机上の空論など不要です。

「俺も大変だったけど，ほら，人生なんとかなるようだよ」とメンバー側の立場で，具体的な経験を元に支援の幅を広げていく。『なんとかなるよ，なんとかするよ』が，転職組には求められていると思います。

（菅原陽一）

4　メンバーへのインタビュー

1）Aさん（40代・男性）の経歴

いつも大人しかったが，高校時代に怒りが爆発し，気分が高揚したため，周りから白い目でみられる様になりました。それを機に不登校となり学校の先生から受診を勧められ，大学病院を受診しました。その後高校中退しましたが，大学進学に未練があり，塾に住み込みで働く様になりました。しかし，突然泣き出す，気分が高揚し多弁になる様子がみられました。そのため，実家に戻り再び受診した際メンタルクリニック・ダダを紹介されました。何もしてないう

しろめたさから，主治医にデイケア参加を相談しました。その後，現在までデイナイトケアに参加しています。そして，家庭からの自立を目標に援護寮だんだん入寮しています。しばらくして，園芸屋での就労を勧められ，就職しました。卒寮後，デイケアで出会った彼女と同棲をし，結婚しています。現在は，主治医からの勧めで，至空会にて働き始めています。

ⅰ．だんだんやデイケアとは，どんな場所ですか？
　「だんだんやデイケアは，第二の故郷であり，仲間と集う場所です。特にだんだんは，気を遣っていましたが，メンバーが声をかけてくれて麻雀をやるようになり安心できる場所になっていきました。『いってらっしゃい』『おかえり』の言葉が温かくて，帰る場所になっていき，今では家の次にリラックスできる場所になっています。メンバーとは，サッカーをやったり，麻雀をやったりして仲間になっていきました。次第に，皆とご飯を食べに行き，自宅に仲間を連れてって一緒に呑んだりしていて，その関係は今も続いています」

ⅱ．スタッフはどんな存在ですか？
　「最初は，消極的で大人しかった自分もスタッフとの関わりがきっかけで変わっていったと思います。自分では神様はいるわけない，神仏は変なことだし拝みたくない，自分は人と違うと思ったり，こいつに石を投げたいと苛々感を感じていました。しかし，『行動化はしないし』と思っていましたが，その考えが止まりませんでした。そんな中，話せなかった自分にスタッフが声をかけてくれて少しずつ話をすることができるようになっていきました。自分の中で，スタッフを怖い人・優しい人にわけていましたが，ゲームに誘ってくれたり，就労を勧めてくれたり，今思うと気にかけてくれているな，と思いました。人として接してくれ，同じ目線になってくれて，とにかく，おせっかい過ぎて戸惑うこともありましたが，スタッフは大事な人で特別感があって，価値観を変えてくれ，育ててくれた感じがします」

ⅲ．至空会のメンバーとして思うことは？
　「やっぱりダダとだんだんが同じ法人で，先生とスタッフが繋がっていることがわかって助かりました。きっと違う法人だったら中途半端になっていたか，症状が重くなっていたと思います。こんなに整っているところはないと思います。けれど，スタッフのハッチャケ具合がすごいです。昔，先生始めスタッフが仮装して芸を披露していました。また，先生に至っては，妻との同棲を勧めてくれて，仲介人みたいな存在です。いろいろなことがありましたが，先生の見えるところで働かせてもらっていることで，長く続くことができていると思います」

2　Bさん（40代・男性）の経過
　小学校時代はいろいろと問題を起こす問題児でした。友だちともうまくいかず，トラブルになると脱走したりすることが日常茶飯事でした。小学校五年時，担任の先生の勧めで大学病院を受診しました。その際，入院を勧められましたが拒否し，養護学校に転校しました。状態が

落ち着かず，いろいろな病院を転々としていました。その後，二十歳過ぎにメンタルクリニック・ダダを紹介され通院，孤立していることでデイケアでの仲間作りを主治医より勧められましたが抵抗し，北海道の牧場で働きましたが，上手くいかず戻ってきました。その後，デイケアへの参加をし始め，二十代後半頃，自立に向けて援護寮だんだんを利用しました。対人関係でトラブルはありつつも卒寮し，現在は一人暮らしをしながら，至空会にて働いています。

ⅰ．Bさんにとって，だんだん・ダダってどんな場所ですか？

「ひとりだちのきっかけになった場所です。今までずっと親に甘えていたり，友だちがいなくてずっと一人だったが，通うことやいろいろな人と付き合えることで，一人で生活していったり他の人とのコミュニケーションを意識するようになったりと，勉強の場でした。寂しさが埋められただけじゃなくて，周りとのコミュニケーションで，こういうときにこういうことを言っちゃいけないんだな，とか，こういう気持ちで言わないといけないのかな，相手の気持ちを理解しないといけないかな，とか自然と学べたというのが大きいです。福祉と医療が同じ法人で，情報の共有をしてくれていることで，いろいろなスタッフに相談できて，いろいろな選択肢や理解をしてくれるので助かっています。僕のことを知ってくれている分，理解してくれるのも早いと思います。安心して話せたり付き合えたりできる場です。先生より『Bにとって今一番必要なのは，恋人だけどすぐには無理だから友人を作るようにデイケア参加しましょう』と言われたことがぐっときました。一度は，抵抗したデイケアでしたが，暴れたときに先生より『デイケア禁止』と言われたことが魔法の言葉でした。それぐらい，デイケアは居場所であり，なくなると怖い場所になっています」

ⅱ．どうやって仲間ができていきましたか？

「基本的には趣味の漫画やアニメのほうで話せる仲間がまずできました。また，趣味とは関係なくお互いの人柄で仲良くなれたメンバーもいました。デイケアに通い始めた頃は，自分が我を張りすぎて周りと揉めることもありましたけど，気を使えるようになって，お互い，大丈夫かな，安全だなと思えるようになって，いい意味で気を使い合うことができるので付き合いやすかったです。仲間とはプライベートでも会えて，話したり出かけたり大切な物です。自分が疲れていても会えば元気が出て，一期一会を大切にしていきたいな，と思っています」

ⅲ．スタッフはあなたにとってどんな存在ですか？

「ダダに来るまでは，自分の話を聞いてくれる相手は母親しかいなかったのでマザコン状態でした。他に自分の悩みや思いを話せる相手はいませんでした。それが，デイケアに通うようになって，デイケアやカウンセリングとかで悩みや苦しいこととか，専門家ということで遠慮なく話せて聞いてもらえて，アドバイスをもらい助かっていました。

今は自分で自立していかなきゃという思いもあるので，自分で解決できることとかは自分で解決して，ちょっとくらいのことでの悩み相談はなるべく避けるようにしています。昔ほど悩

みが深くはないので，ちょっと大変になったときに聞いてもらえる相手です。生活しているときの逃げ道のような存在です。アドバイスをもらったり，聞いてもらうだけでもスッキリするので助かっています。スタッフだから話せるというのもあります」

（精神保健福祉士　杉本堅多）
（看護師　高田沙織）
（臨床心理士　濱島　努）

あとがき

　この書を開いていただいた方に感謝いたします。クリニックを開き23年間，デイケアをはじめ援護寮，生活支援センターから始まり，就労移行，就労継続B型，相談支援事業等さまざまな制度を使って患者や利用者をサポートしてきました。その結果，偶然にもわれわれの活動は多機能型精神科診療所そのものでした。

　自分一人でできることに限りがあり，自信もないこと，利用者（患者）にとって必要なことを提供することで自分が納得したいということなどが基本になっています。病気としてとらえるよりも，生き方，存在の仕方として病気の相をとらえると，世の中で起こっていることの本質が見えてくるということを，関東中央病院の小倉清先生，安藤公先生のもとで教えられました。児童精神科の草分けである小倉先生のもとで仕事をしたことがすべての基本となりました。また，安藤先生には人の気持ちの深さと治療環境としての地域のイメージを教えていただきました。また，日本児童青年精神医学会の松本会長，児童分析臨床研究会の川畑代表とはさまざまな場面で議論を重ね，そのことが，この多機能型精神科診療所の成り立ちには大きく寄与しています。私は，いろいろなスタッフや利用者とともにそれらのことをあたり前のようになぞって来ました。23年間地域での活動を通して，「思いをかけたり思いをかけられたりする経験がどのぐらいあるか」「頼ったりSOSをだすことができるか」など守られたりつながったりする経験が保障される地域こそが，人間として成長していくうえでの苗床ではないかと思っています。これらはすべての分野にわたります。少子化含めさまざまな問題がこれらの不足により起こっているような気がします。

　多機能型精神科診療所は，こういった問題の一つの答えにもなりうるものかと思い書かせていただきました。マニュアルと言っても，How ToのマニュアルではなFく，自分に興味がある部分を参考にしていただいていろいろ応用し展開してくだされ ばと思います。

【執筆者一覧】

医師　大嶋正浩

聖隷クリストファー大学　社会福祉学部　社会福祉学科　准教授　大場義貴

看護師　伊藤明美

看護師　今木顕志

看護師　高田沙織

臨床心理士　鮎川奈都子

臨床心理士　伊藤恵

臨床心理士　大高愛

臨床心理士　鈴木千都留

臨床心理士　野呂耕助

臨床心理士　濱島努

言語聴覚士　吉川治

作業療法士　菅原陽一

作業療法士　三嶋真実

精神保健福祉士　遠藤知子

精神保健福祉士　加藤陽一

精神保健福祉士　金田祥史

精神保健福祉士　川嶋章記

精神保健福祉士　岸直樹

精神保健福祉士　佐藤百合子

精神保健福祉士　杉本堅多

精神保健福祉士　平野明臣

精神保健福祉士　森恭子

精神保健福祉士　山田知佳

精神保健福祉士　和田里美

社会福祉士　伊藤浩之

社会福祉士　遠藤友也

社会福祉主事　玉木裕次郎

保育士　石川裕子

編著者略歴

大嶋正浩（おおしま　まさひろ）

昭和 55 年 3 月　群馬大学医学部卒業
昭和 55 年 5 月　医師免許取得
昭和 55 年 6 月　国立浜松医科大学精神神経科教室　入局
昭和 56 年 4 月　市立札幌病院附属静療院児童部　勤務
昭和 57 年 4 月　国立浜松医科大学精神神経科　助手
昭和 58 年 4 月　国立療養所天竜病院　勤務
昭和 58 年 10 月　国立浜松医科大学精神神経科　助手
昭和 60 年 7 月　公立学校共済組合立関東中央病院（医長）
平成 4 年 4 月　川口会病院　勤務
平成 5 年 5 月　メンタルクリニック・ダダ　開設　院長
平成 7 年 12 月　医療法人至空会　理事長

浜松市浜北医師会理事
日本児童青年精神医学会　評議員
日本児童精神科診療所連絡協議会　理事
日本多機能型精神科診療所研究会　世話人
児童分析臨床研究会　世話人
静岡県精神神経科診療所協会　理事
静岡県子どもフォーラム　世話人
NPO しずおか子どもプラットフォーム　理事（副代表）
NPO 遠州精神保健福祉をすすめる市民の会　顧問
浜松市発達障害児者連絡協議会　委員長
浜松市精神保健福祉審議会　委員長
発達障害者相談支援センタールピロ連絡協議会　委員長
浜松市社会福祉協議会児童処遇部会　委員
浜松市教育委員会教育相談支援センター　アドバイザー
浜松市ひきこもり対策連携協議会　アドバイザー
浜松市子ども・若者支援スーパーバイザー
浜松市若者就労支援連携協議会　委員
浜松市自殺対策事業　研修委員会　委員
浜松市休職教師復職審議会　委員
浜松市教育委員会指導力向上委員会　委員

地域における
多機能型精神科診療所実践マニュアル
乳幼児から成人までの地域包括ケアシステムを目指して

2017 年 2 月 1 日　印刷
2017 年 2 月 10 日　発行

編著者　大嶋　正浩
発行者　立石　正信

装丁　臼井新太郎
印刷・製本　三報社印刷

株式会社　金剛出版
〒 112-0005　東京都文京区水道 1-5-16
電話 03（3815）6661（代）
FAX03（3818）6848

ISBN978-4-7724-1535-4　C3047　　　　　　　　　　Printed in Japan ⓒ 2017

好評既刊

Ψ 金剛出版

〒112-0005 東京都文京区水道1-5-16　Tel. 03-3815-6661　Fax. 03-3818-6848
e-mail eigyo@kongoshuppan.co.jp　URL http://kongoshuppan.co.jp/

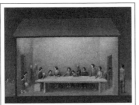

多機能型精神科診療所による地域づくり
チームアプローチによる包括的ケアシステム
[編著] 窪田彰

日本の精神科医療は，入院中心から地域ケア中心への転換期にあたり，地域活動の広まりを見せ，その過程で精神科地域ケアのこれからの方向性を模索している。近年は精神科デイケアの実践を契機に，多職種によるチームが精神科外来に形成されつつある。本書では，精神科医療が地域ケア中心に移行してゆく中で，障害を持つ人たちが地域で暮らしていくために必要な，将来の日本の精神科地域ケアを支える仕組みを検討していく。　本体2,700円+税

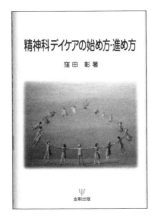

精神科デイケアの始め方・進め方
[著] 窪田彰

本書は，精神科デイケアの成り立ちから開設にあたっての準備，経済的予測，運営面での注意事項，プログラムの組み立て方やグループで起こるさまざまな問題への対処法，職員のトレーニングやミーティングの方法，効果判定まで，「人になじみ，街になじむ」ための生活の拠点作りをめざすクボクリ・デイケアの実践を，現行の資料や実例に即しながら仔細に紹介したもので，「精神科デイケア開設マニュアル」「精神科デイケア・スタッフマニュアル」として活用できる。著者が展開してきた20年以上に及ぶ実践は，精神科デイケアのみならず，地域精神保健福祉活動に携るすべての人々に，スキルアップのヒントと問題解決の指針を示すものである。　本体3,600円+税

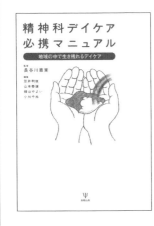

精神科デイケア必携マニュアル
地域の中で生き残れるデイケア
[監修] 長谷川直実
[編] 笠井利佳　山本泰雄　畑山やよい　小川千玲

症状への専門治療と生活サポートを掲げる札幌発の地域密着系・都市型デイケア「ほっとステーション」は，うつ病の復職支援，発達障害支援，認知行動療法プログラムなど専門治療を実施する「機能分化・専門デイケア」と，多職種チームが地域と連携しながら生活全体をサポートする「地域連携・包括型デイケア」によって，オーダーメイドのサポート提供を目指す。「デイケア依存批判」にさらされる精神科デイケアのサバイバルを賭けた「ほっとステーション」10年の軌跡。　本体2,800円+税